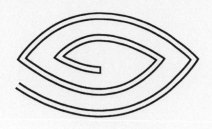

新心靈

A New Vision of Mind & Spirit

新心靈叢書 54

花精療癒書

Introduction to Flower Essences of Taiwan

作者：陳祈明
主編：李佳穎
特約編輯：賴慧明
圖片提供：陳祈明
美術設計：雅堂設計工作室
內頁插圖：中原造像 余靜慧
商標設計：陳國強

發行人：王榮文
出版發行：遠流出版事業股份有限公司
臺北市南昌路 2 段 81 號 6 樓
郵撥：0189456-1 電話：2392-6899 電傳：2392-6658

法律顧問：董安丹律師
著作權顧問：蕭雄淋律師
排版印刷：中原造像股份有限公司
2006 年 1 月 1 日 初版一刷
2013 年 8 月 25 日 初版二刷
行政院新聞局局版臺業字第 1295 號
售價新台幣 370 元（缺頁或破損的書，請寄回更換）
有著作權‧侵害必究 Printed in Taiwan
ISBN 957-32-5709-2

---

ylib 遠流博識網
http://www.ylib.com E-mail:ylib@ylib.com
遠流心靈勵志專屬網站
心靈左岸 http://www.ylib.com/heart

花精療癒書

INTRODUCTION TO FLOWER ESSENCES OF TAIWAN

陳祈明 著

出版緣起 心靈新視野

　　這套《新心靈》叢書所揭示的編輯理念是，不斷以一種新的視野，探賾人類的心神與靈魂。

　　在內容上，它超越物質、時空與科學典範的規限，不排除人類經驗的任何部分，包括神祕經驗、精神感知，與直觀的智慧。在方法上，它仍然重視推理，但不以實證法為必然，而更致力於撼動人們生而有之的想像力與領悟力。在品質上，它的格局必須博大得足供讀者親自參與思考及體悟，甚至有暫時存疑的自由；不強迫灌食任何一種信仰，造成迷信，或訴諸法術的教習，形成另一重心靈桎錮。

　　做為讀者的您，可以是科學的愛好者，也可以謝絕宗教教義，但這並不對立於您對心靈的關心，以及對智慧的嚮往。出版這套叢書，是基於我們對於人類身為萬物之靈的一種慶幸，也是一種提醒。讓我們尊重、了解並善加開發自己的高層精神力量，讓萬物因人類的智慧而美好。現在，就請接受我們的邀約，共同晤訪這幻化多姿的心靈大千世界。

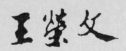

推薦人的話 體驗花精的神奇

胡因夢

與花精結緣是多年以前的事了。當時我正在經歷一場前所未有的身心試煉，人性底層的種種幽暗情緒，包括抑鬱、焦慮、無感、孤立感、厭離、方向不明等等，皆因產後憂鬱症而浮上心頭，幾乎是分分秒秒都處在試煉中，既揮之不去，也無法壓制。為了自救，我竭盡所能地藉由覺察觀照來穩定自己，並開始對各種另類療法興起了一探究竟的意願。

在嘗試過放血、針灸、草藥、中藥、生機飲食、大腸水療、斷食、營養補充、靈療、花精療法之後，我發現最後這兩項另類療法最沒有副作用，也最適合知覺已演進到精微次元的人。

根據西方能量醫學代表人物，狄帕・秋普拉的觀點，人體的精微次元是一種傳導訊息的智慧網絡，可以對我們最微細的心念及情緒做出立即反應。他稱之為「量子機制身」（quantum mechanical body）。如果一個人長期進行內觀覺察，就能從意識的粗鈍次元轉入精微次元，進而體認到其中細微的能量振動，亦即發現了量子機制身，也就是東方醫學所謂的「氣脈體」。

我在另類療法的實驗過程裡發現，如果醫療能活化身體的量子振動、改善傳導作用，就能達到療癒效果，而高功能者的靈療以及花精療法，均能單純而直接地形成這種療效，其他侵入性或物質層次的治療則會造成人體的負擔。

幾年前在圓山診所接受崔玖大夫的花精治療，透過北美蓮花，我對自己長久以來的「宇宙鄉愁」有了進一步的了解，而向日葵則使我身上數萬條經絡裡的能量同時共振（瑜伽體系主張人體總共有七萬二千條經絡），甚至轉進了

異次元，經驗到無法用理性解釋的另類意識狀態。詳細內容收在我的傳記裡，讀者可以參閱。

自從《發現台灣花精》問市以來，就不斷有人向我提及陳祈明老師，但見面的緣份一直不具足，直到最近某位老友的情緒失衡，需要立即予以協助，方才興起嘗試台灣花精的念頭，並因而結識了陳老師。

陳老師的診斷方式完全不借助儀器，只是單純地藉由把脈來直觀求診者體內的能量訊息，即使有靈界干擾，也無須任何形式化的超度或溝通，便能在短時間內消除求診者精微體內的擾動能量。老友在短短幾十分鐘的治療之後，情緒明顯地平靜了下來。接著陳老師要我們把花精握在手裡，藉由身體的前傾或後傾來判斷哪一瓶最適合自己。我選出的花精是香蕉花，其作用是針對產後憂鬱、更年期癥狀、體質虛弱、活力不足等等的問題，而功效則是在迅速活化細胞，調整經絡、提升生殖輪及海底輪的能量。

回家之後我開始服用香蕉花精及陳老師最近研發出來的珍珠微量元素訊息，我發現海底輪與臍輪的能量振動明顯提升，思維速度則變得比往常要快，顯然神經傳導確實因微量元素的訊息而改善。奇妙的是，無須物質元素的補充，單憑能量訊息，竟然也能達到增強神經傳導的功能，可見能量醫學的確有不可限量的願景。

三個星期之後，再度陪同馬來西亞的友人去見陳老師，這回我選出的花精是紅牽牛花，及排毒系列「虎頭蜂」訊息，前者能化解過往的情感創傷、扭曲的自我認知、焦躁及抑鬱等負面情緒，後者的作用則是共振毒素訊息，並達到轉化與解毒的效果。長期以來帶領讀書會及工作坊，我高度

敏感的體質及接收性，時常會因吸收過多負面訊息而產生焦躁的情緒，連帶會出現倦勤的反應。服用紅牽牛花五、六天之後，無論大環境的氣候出現什麼變化，對應的人有什麼情緒或念頭，甚至在沒有任何運動的情況下，心情都能維持愉悅及平靜。更奇妙的是，虎頭蜂訊息竟然能改善我黏液過多的體質，讓氣脈暢通，不再因大環境裡的負面訊息而產生焦慮反應，多年的腸胃脹氣問題也解決了。誠如陳老師所言，「花」的訊息中確實蘊藏著愛的力量，讓使用者有一種被深深滋潤的感覺。

親身體驗過台灣花精之後，衷心希望讀者、情緒上需要幫助的朋友、已經轉入精微次元的修行人，都能藉由本土發展出來的高能量花精而達到平衡身心靈的效果。

推薦人簡介：
胡因夢，名演員、作家與譯者，體質敏銳，直觀力強，現從事身心靈的整合研究與治療。近二十年來，引介了多位心靈導師至華人世界，如：克里希那穆提、肯恩‧威爾伯、佩瑪‧丘卓及阿瑪斯等。著作有：《死亡與童女之舞》、《古老的未來》、《茵夢湖》等。譯作等身。

無價的寶藏

一個美國心理學家的台灣花精之旅

Ghazi Kaddouh 博士／醫師

　　我原本在柏克萊大學擔任心理諮商中心的博士後研究員，經過辛苦的一年後，我的丈人邀我和妻子參加二〇〇五年七月在夏威宜舉辦的「生物訊息醫學研討會」。在這之前，除了幾次針灸之旅，讀過「皮膚穴道電機能篩檢儀」（electro dermal screening devices，簡稱「穴檢儀」）的一些資料外，我對東方醫學完全沒有涉略。丈人認為，我身為心理醫師，應該對生物能訊息醫學的其中一派——花精療法特別感興趣，因為它能夠治療到人的心理層面。

　　研討會中我們遇到很多有趣的人，有醫生、科學家、藥師、研究者、教授、中醫師，以及包含我在內的兩個心理醫師。有幸能夠遇到陳祈明老師，對妻子和我而言是生命中很重要的際遇。祈明老師原本排定在研討會中演講，但是因為某些因素取消了，結果他只能在會場展示台灣花精。他和兩個學生、他的妻子及八歲的女兒是遠從台灣前來參加研討會。

　　我是一個懷疑論者，我的質疑來自於接受西式的教育。從身為柏克萊大學的學生開始，我便和許多學生、教授一樣，把科學方式當作金科玉律，用來評估每天這個發現、那個技術所產生的無數論點。科學方式著重於實證研究及先進的數據分析結果，普遍運用在應證不同的假設是否成立，它讓我完成學生的第一項研究計畫和接下來的論文，我既興奮又目眩神迷，於是質疑任何沒有經過科學方式驗證的事物。

　　當我身在夏威夷，聽到陳老師以及在台灣備受尊崇的醫師、這次研討會的主辦人崔玖教授論及花精療法的優點前，我已經長時間不斷告訴自己，要打開心、保持彈性，接納整合醫學與療法。記得我在奧勒崗大學心理諮商中心做準博士實習的時候，他們著重在多元文化觀點，主要目標是協助

心理治療師覺察到自己的偏見與自我中心觀點，能夠熟悉於相反的意見，而且平心以對。我告訴自己，如果有一個個案對東方醫學有興趣，相信花精，我就要支持且承認他的想法和感受，絕不以任何方式看輕他的信念而危害到他。我自問，為什麼不能對東方醫學，特別是花精療法的治療師打開心胸，如果我沒有先自己認識、研究且體驗過它，怎麼能武斷判定它只是一時的流行或騙人的呢！於是我真的這麼做了！沒有任何相關的支持文獻，或西方比較有份量的論文可依賴，只除了我自己和妻子實際使用花精的體驗。

夏威夷的研討會，妻子和我在進出演講會場時，不斷經過陳老師的展示攤位，我們很快就認識了，因為陳老師不會說英文，語言成了我們之間的隔閡，幸好我太太是個香港人，而且陳老師的學生會說英文，我們終於能夠溝通。陳老師邀我去台灣，他說很高興能夠和我一起探討並且教導我更多有關花精的知識，所以我和妻子便收拾行李，離開了我們的公寓，到亞洲開始了為期三個月的行程。我們兩人一起擱下工作，進行這場新穎且令人興奮的探險。從陳老師身上學習到的，對我們而言是無價的寶藏！

陳老師教我的許多治療技巧，大多和我學生時代，及擔任博士後研究員成為實習心理師的訓練相符，然而他身上有某些特質，讓我覺得他和我認識的其他心理治療師或醫者完全不同。他不認為心理問題或生命的困境是病態的，相反的，他把這些看作是必要的，如此人們才能在自己的課題中努力耕耘，而這樣的信念，正是他研發花精的最初發想。他以獨特的天賦與能力，接引宇宙的訊息，連結到花朵身上，他所擷取的花精，完全不需要傷害花朵，所製作出來的花精既獨特又充滿能量，能夠充分支持且平衡

我們的生理、情緒、心理及靈性層面。

陳老師在書中詳細說明了他接引宇宙訊息與花精連結的方式。在這麼多我見識過的治療師當中，我深深感覺他是最尊貴難得的人，他給予他人的能量與愛，以及深深渴望幫助他人，使他成為今日這麼一位偉大的療癒者。獲取利益並非他的目的，他拒絕在未經適當的訓練前，就任意販售或行銷台灣花精，尤其是治療級的花精；他鼓勵人們一次只用一瓶花精。如果以營利為動機，他就會倡導使用複方花精了，這樣他才可以賺得多些！

有一次，一個心地仁慈又慷慨的男人前來，他是個積極鼓吹東方醫學的贊助商，擁有一間大型的健康診所（公司），他向陳老師要一整套的花精，想測試後交給他公司的醫生去運用。然而，陳老師卻說，他鼓勵大家經過適當的訓練後再運用花精，特別是專業諮商花療師。我真想知道會有多少人像他一樣，因為這樣的理由而拒絕人家行銷或販售自己的商品。

陳老師體諒我們遠從美國而來，還擱下工作，訓練我成為花療師並沒有收費，我們只要付使用花精的費用即可。我們可以隨時找他諮詢，而他也總是很有耐心的解決我們的問題與困擾，我從未見過他向他人推銷自己的理想，他只是一貫平靜的坐著，人們就會向他靠攏，他就像一塊磁鐵，既安靜又自信，從頭到尾全然沒有自私小我的痕跡。

我希望閱讀這本書時，你也能感受到自己透過一種全新且奇妙的方式找到平安，得以超越你的問題與困境，不是試著除掉它們，而是擁抱它們，花精將它們帶到你眼前，會讓你更有效的整理好這一切。我從中學習且實際體驗到的，是去面對任何我所害怕的事情，因為花精，我的恐懼直直透

視我的雙眼，說：「喂，醫生，我在這裡！你要怎麼處理我啊？」生平第一次，我得以回望我的恐懼，沒有絲毫的顫抖或畏縮，我說過我要克服它，而且我真的辦到了。讓人愉悅的驚喜是，我發現自己的恐懼只是空氣和薄紙做成的弱小怪獸而已，它們完全沒有實質性。我明白此刻已經沒有什麼事可以阻止我循著生命的「呼召」前去，長久以來站在我面前阻擋我前進的恐怖妖怪，終於被世界上最溫柔的能量「花精」給移開了。

推薦人簡介：
Dr. Ghazi Kaddouh, Psy. D 是美國奧勒崗大學及柏克萊大學的臨床心理學博士，擁有心理醫師的執照。偶然的機會與陳祈明老師相識，祈明老師運用台灣花精治癒他多年的頭痛宿疾，也順利幫助他們夫妻倆懷孕成功之後，他深受感動，順應著內心的「呼召」，專程前來台灣，向祈明老師學習花精療法，成為台灣花精專業諮詢治療師的一員生力軍。他把台灣花精帶到美國，以心理專業結合花精療法，幫助更多的人。

推薦人的話 愛在自然間美麗躍動

張秋敏

　　八年前我在鄉下電台工作，當時還不認識祈明老師。有一天祈明老師的朋友，從台北南下到電台來，遇見我便熱心的向我提到，我和他的一位朋友（祈明老師）長得很有夫妻臉。他曾聽祈明老師直覺提起過未來老婆的條件，而這段因緣就在中南部。這位台北來的朋友見到我，認為我的外在條件很吻合祈明老師所描述的對象，應該是我沒錯！我心裡想，常常有人幫我介紹對象，早已見怪不怪，也就沒把這事放在心上。

　　我的「阿婆身體」（台語：意指身體很差）任誰知道了都會退避落跑，所以我只能將注意力集中在工作，上節目時麥克風打開的數分鐘內，是我最充滿熱情能量的時候，關上麥克風一放音樂，其實身體是很虛弱無力的掛在那兒，尤其是播報一長串新聞的時間最辛苦。我的工作環境四周機器環繞，再加上二十四小時機房運轉，樓上頂樓又架著發射台，電磁波對我的敏感體質更是造成莫大的干擾，讓我連呼吸都需要努力，想結婚會嚇死人的。

　　沒多久公司舉辦義診活動，從台北請來祈明老師參加。回想那天晚上，我正在播音室裡，接近七點下節目時，我竟全身敏感到氣脈竄動，心臟頻率也跟著亂跳一通，沒多久看見播音室窗外的一角，坐著一個留標準西裝頭，穿著整齊白襯衫，打領帶，一臉傻傻砲砲的先生，我心想原來是他啊！傳說中和我有夫妻臉的人現身了——祈明老師。

　　當晚祈明老師利用生物能儀器幫我檢測身體，發現我的身體磁場很不穩定，似乎受到很大的負面能量干擾，以至於我來不及呼吸，就把身體的氣耗散掉。他不假思索起身幫我調理身體的氣場，那時我的心中湧進了一股很熟悉的感覺，好像認識眼前這個人很久很久了，我心裡直覺馬上反應：

「他是我先生」。當時我並沒有任何好壞的想法，就是單純的知道，「他是我先生」。那時生命對我來說，只存於呼吸間，我沒有過多的心力或任何的雜念想「為什麼是他」，當然更別提會有「喜歡」和「愛」的過多感受。當時也不知該怎麼說出這心中湧進的直覺，只好轉個彎拼命的問：「祈明老師你是誰？！你到底是誰？！」他沒回答我，只是淺淺的微笑著，給人一種過人的安定力量，以及不急不徐的簡樸態度。

雖然我已知道他是我未來的先生，那時我心中並沒有愛情般的羞澀感，反而是一種很老的朋友相見的感覺，而且我都快掛了，他才出現。往後幾天，我們很少說話，當然沒談情也沒說愛，話題全都在我的身體問題上。言談中不管我說出什麼奇異或驚人的內在世界、想法，他都不曾質疑，反而比我更有興趣知道，更認真的看待造成我身心靈失衡的問題。也因此，他是第一個沒被我的奇怪想法嚇跑的人，就這麼在第十天決定娶我。

當然閃電結婚的原因，絕不是我用奇怪的想法去「威脅」他，告訴他第一天見面時，我就直覺知道他是我先生了。這件事在婚前他一直是不知道的。（婚後我才知道，祈明老師在第三天也認定我是他太太。）當時結婚的原因，除了我們彼此有種似曾相識的熟悉感，和超乎常人的勇氣外，實在也是因為我的身體太糟糕了，祈明老師不忍心看我難過，只好娶過門來照顧。兩個禮拜後，我們在觀音廟前套上戒指，他便匆匆結束掉台北的物理治療中心，帶著一卡車的家當搬到鄉下城鎮住，準備結婚事宜。接著我們忙著拍婚紗，還記得拍照時他還得一邊拍，一邊照顧我，為我調氣提神，免得我身體累垮掉，老婆就沒了。兩個月內，我們終於如願結婚，幸好我還活著，他很勇敢照約定真的娶了我。

婚後祈明老師開始研究我——一出門就像氣球洩了氣的身體，與不聽話的身心和靈魂。他將所有的心力花在照顧我，把他本能會的所有身心靈自然療癒招術全部用上，也帶著我走上靈修的道路，慢慢的，我的身心靈得到轉化，身體氣脈開始和諧的律動，我的心靈深處有了安定感，可以感受到呼吸的可愛，生命存在的快樂，當然祈明老師的愛，是不可或缺的重要療癒元素，我的生活開始有了當人的樂趣。

　　對於祈明老師，我只能說他是個「天生」的天才，還好教育沒框住他的天賦，鎖死他對現實的臣服。在我們的傳統觀念中，水電師傅大概一輩子以修水電為生，醫生當然從醫救人到老，這其中的界線很難跨越。我們依賴教育所給的人生指標，而忘記生命存在其實可以無限的拓展。祈明老師一直都像個沒到過都市的山上小孩，很單純可愛，常常大家都懂的常識，他卻不知道。結婚這麼多年，今年台灣花精要去夏威夷展覽，才知道原來他不懂「比基尼」是什麼意思！但是你認為他應該不知道的問題，祈明老師卻以他獨特的觀點深入剖析，而且是一種很本能的超然智慧展現，令人驚訝。

　　因為花精與自然訊息的研究，我再次見識到祈明老師的生命魅力，他盡善盡美延展出生命的寬闊度，從原本靜默的個性，蛻變成溫暖人心的花精心靈治療師，用他天生自成美學的生命觀點，很有系統的剖析各個生命、身心的面向，提點出失衡的心靈問題，帶給更多人生命的撫慰與光華。有時我常想，也許是上天的眷顧，讓樸實的山上小孩在貧困的生活環境中長大，想要的東西全需要靠雙手創造，房子是他們自己蓋、玩具自己做。也因為這樣的簡單環境，祈明老師有雙靈巧的「手」，會修理、設計與創造

出東西，用他單純的「心」，總是能透過別人看不見的角度，體悟出獨特的思維模式，自然本能的創造他想做的每件事。

這是他從小與自然環境獨處，生出的天生氣質，生命存乎的實力是寬廣與自由，習得生命的良善、安逸與沉穩的個性，讓他逃脫繁雜的世俗、教育與干擾，往「想」發展的自由空間發揮，今天我和大家才能享用到花精的「祝福力量」。

在祈明老師的身上，我看見因為「自然」讓生命的「愛」無限延展，在一切的可能中，他除了以花能量帶給人們療癒心靈的愛，也善盡自己所能，沿用花朵的製作方式，在不違背自然順序、不破壞大地環境，讓我們的母親—地球生命力量永續的前提下，擷取更多的自然訊息，療癒人的身心，包括藥草植物訊息，可免除大量植栽所造成的自然生態失衡。祈明老師讓自己想做的每件事，順應著天、地、宇宙、自然而行，當然花精、自然訊息能量的蘊育而生，是他受天之恩寵，傳遞出更多宇宙之光、至善之愛到人間。今天我可以幸運的感覺到，呼吸間的自由在美麗跳動，是大自然能量訊息給予身心靈至善的呵愛，同時看見生命永遠的導師祈明先生。

推薦人簡介：
張秋敏，台北藝術大學舞蹈系畢業，曾任廣播電台主持人，單純、開闊、活潑、創意、表達能力高，且直覺力強，具有細緻的訊息解析能力，在深入花精世界解析花語的過程中，體悟到花朵能量特質的精髓，於是創發了「花之舞」、「花之禪」的花能量身體藝術療法。提倡「會呼吸，就會跳舞」，善用舞蹈創作、身體語彙解析、肢體治療、脈輪能量導引、花精訊息能量解析等各方面的專長，精心設計花舞題材，幫助人們深入身心靈不同層面，細緻且深刻的轉化生命課題。「花之舞」相關書籍將陸續出版。

目錄

1 花精傳遞愛的訊息

來自宇宙的百花訊息 20

解決情緒困境，喚醒心靈的能量 34

2 鮮花療法說出我的心

發現花朵生命力的本源 42

解開花朵訊息的奧祕 48

花語的誕生 56

體驗花朵鮮活的能量 60

五種花語所對應的情緒 72

3 花精是神奇的心靈解藥

大自然帶來平衡情緒的力量 92

身心靈的提升與蛻變 102

4 花精的製作祕訣

因為精準，所以深入情緒核心 116

如何擷取花朵訊息 120

台灣花精的獨特製作祕訣 128

5 如何選用花精

單方與複方花精 142

花語的靈性智慧 152

自選花精與花精諮詢 158

寵物花精 164

6 首席花療師的經驗分享

花療室面面觀 170

花精諮詢的流程 178

做一個專業的花療師 182

花療師培訓與跨領域合作 190

7 花精與心靈的立體展現

花之禪與花之舞 196

內觀繪畫 212

8 台灣花精與訊息醫學

劃時代的革命技術——藥草訊息 220

訊息排毒的魅力 230

宇宙訊息能量的發展 236

願景——看見地球上的天堂，自然能量山 240

附錄一 花語檢測表 242

附錄二 67 種台灣花精的花語特質 248

1

花精傳遞
愛的訊息

沒有人不喜歡花，看到一束盛放的花，我們會心生喜悅；走進大自然中，靜下心來欣賞花朵，整個人會感覺神清氣爽，陰霾一掃而空，這就是花朵所具有的神奇療癒訊息。花朵是植物愛的結晶，永遠以最美麗亮眼的姿態展現，我們發現，花朵中蘊藏著穩定充沛的「愛能量」，而不同樣貌、顏色的花所帶有的訊息也就不同，能夠治療各種的情緒或生理問題，於是我們把花朵這份愛的療癒訊息，透過獨特的技術，保存在純淨的水中，製作成花精口服滴劑，幫助人們面對內心情緒，得到身心靈整合的力量。

　　花精療法是取於自然花草的一種訊息療法。在介紹什麼是花精及花精療法之前，首先要從「訊息」這基本的觀念開始談起。

來自
宇宙的
百花訊息

美 國麻省理工學院物理系教授，弗蘭克·威爾澤克（Frank Wilczek）說：「我們都是光的孩子。」任何的物質，包含人體在內，分析到一定的微細程度，進入原子核的組成成分，是看不見、無質量、以訊息能量形式存在的粒子。簡單來說，萬事萬物，都是由光（訊息能量）所組成，人體就是一個小宇宙的訊息場，與外在大宇宙呼應相連。

我們都是光的孩子

由於對宇宙的基本構成成分「夸克」（Quark）能量粒子的豐富研究發現，威爾澤克獲得了 2004 年諾貝爾物理獎的殊榮。他說，愛因斯坦當初發表其文章時，質能互換的公式是以 $M=E/C^2$ 出現的（M：質量；E：能量；C：光波速度）。它代表了用純粹的能量來解釋質量生成的可能性，也就是說地球萬物的存在是源於能量。而宇宙不僅是由各式各樣的物質構成（而物質的組成分子是能量），還有 95％是人類相應不到的「暗物質」（dark mass）、「暗能量」（dark energy），所以整個宇宙根本就是由訊息能量所組構而成。

宇宙空間中充滿了豐富奇炫的訊息能量，訊息會震動、傳導、散發，彼此相互應。不但人體電磁場內充滿了訊息能量，同樣的大自然界裡所有萬物也充滿訊息能量，各式各樣的訊息彼此互相共鳴。只要我們打開細緻的感官，就可以感受到自然萬物交響的訊息，是共融、和諧存在於天地宇宙間的。

舉例來說，太陽就是一種能量，給我們光和熱；任何

一塊未經污染，只有花草樹木自然生長的地方，都會讓人心生愉快，感覺寧靜祥和。這是大自然純淨磁場的力量，是一種自然訊息能量，我們每一個人都能感覺到它的無窮魅力。此外，陽光、大地、星空、動植物、礦物磁場、建築物、衛星基地台發射的電磁波等，也都散發各自的訊息波頻。

訊息的作用：大腦怎麼吃檸檬？

讓我們進一步觀察大腦訊息的傳遞方式。當我們想到「檸檬」時，腦中就能夠勾勒出檸檬的樣子，甚至它的淡淡香味和酸澀口感等，但是你不可能從腦袋裡拿出一個真實的檸檬，因為我們腦中這栩栩如生、會令人發酸、分泌口水等生理現象的「檸檬」，是以訊息的方式儲存在細胞的記憶中。

當我們的心像感官被調動，大腦意識訊息會自然反應作用。如：請想像你正在吃一大片檸檬……，這時我不用形容它酸溜溜的味道，你的大腦就會自然反應，從雙頰分泌出口水。我們可以不經過吃，就產生生理反應，這就是調動「檸檬」（訊息）共振「腺體」（質量）分泌口水的作用。而口水能生津止渴，中和腸胃的酸鹼值，製造對身體正面的能量。

人的情緒會直接影響內分泌系統，當你喜悅快樂時，分泌的口水是甜的，反之當你生氣時，口水就會變得黏稠乾澀。同樣的，望梅能夠止渴，看到某個情景會觸景傷情；看到花時，我們則會心生喜悅。這些現象顯示，記憶、思考、情感、念頭都是以訊息能量的形式存在大

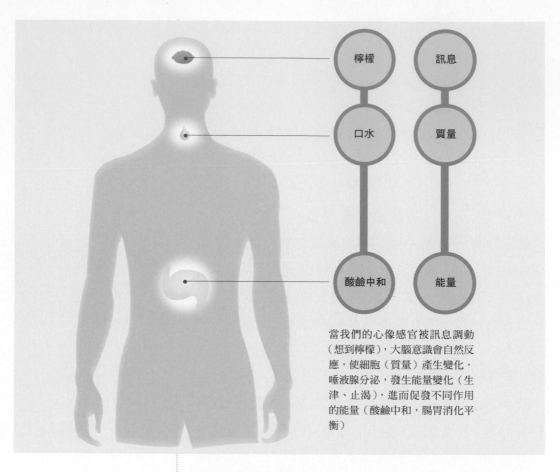

當我們的心像感官被訊息調動（想到檸檬），大腦意識會自然反應，使細胞（質量）產生變化，唾液腺分泌，發生能量變化（生津、止渴），進而促發不同作用的能量（酸鹼中和，腸胃消化平衡）

腦中，隨時在有意識、無意識間，與外在事物產生共振、共鳴，而引動複雜的情緒反應，這就是為何我們的念頭會不斷湧現，讓心境難以保持平靜的原因。

心念也可以形成巨大的能量

如果有兩個人在房間吵架，我們進入這個房間，會感覺「氣氛」不對，這也是訊息，兩人的負面心念影響了整個空間的磁場。一個人發出的念頭雖然渺小，卻也很重要，人們心生的念頭，會集結形成集體意識，形成巨

大的訊息能量場，在空間中凝聚成一股念力，影響大環境的變化，很多天災人禍發生，就是受這股力量的牽動而引發的。古人有一句諺語說：「善有善報，惡有惡報。」指的就是心念的善惡，會共振吸引同性質的事件發生。這也是訊息轉為實質事物所產生的效應。

科學家曾經對植物作實驗，兩株植物分別接收來自於人的讚美及惡罵，結果大大影響了植物的生長。日本的江本勝（Masaru Emoto）教授，透過水的結晶來觀察人的意念對水的影響，同樣有驚人的發現！（註：請參考江本勝的著作《生命的答案，水知道》、《幸福的真義，水知道》）我們應該瞭解，人的任何起心動念都是活的訊息，會記錄在自己的細胞記憶體裡，每發出一個善念就能對許多生命體有助益；反之，嫉妒、憤怒、憎恨、不滿等，負向糾結的情緒訊息反饋，共振身體產生不平衡的波動，傷害最大的還是自己。

因此對人、社會、國家、自然界動植物、環境、地球、太陽，甚至宇宙星體也一樣，我們都應該給予祝福，給予關愛。對任何的生命體而言，愛就是生命展現最大的力量！

宇宙訊息能量是一門人類窮盡累劫心力，也探究不盡的珍貴資源。若念頭雜亂，再加上心地不正，我們就無法共振互應到好的訊息資源。人可以意識到過去、現在、未來的存在，能感知世界的寬廣無限，宇宙的神祕無盡。所有的訊息都是來自宇宙本源，它與地球上的質量接通而產生共振波頻。人經過不斷的醒覺修煉，也會提升、蛻變心靈的能量，而具有自然訊息的傳播及轉譯

的能力。

　　宇宙中存有無盡的訊息空間與不同次元的能量，能否擷取正量、正善訊息來療癒地球、大自然或人類，關鍵在於擷取者是否具有開闊平等、利他的心量，連結宇宙本源的天賦，其基礎原理是物理學所說的「共振與共鳴」，以佛家行者來說則是「相應」或「瑜伽」。我們的善念心量決定共振訊息層面的深遠，人與人、人與花、人與大自然間與各式各樣的訊息都是同理。

奧妙的自然訊息療法

　　訊息能量和我們的生活息息相關，接下來我想進入生活層面，以一些有趣的小故事，來說明花精訊息療法的作用原理。

　　有一句俗諺說：「靠山吃山，靠海吃海。」我就是靠山長大的小孩。

　　小時候我家住在大山上，只有小徑沒有道路，生活十分簡單，和大自然的訊息互動是相當密切的。我父母善於利用植物的特性為家人治病，也會用簡單的植物訊息去除不正之氣，山上小孩喜歡自由，到處亂跑，常是一山玩過一山，難免會招惹或沖煞到不正之氣，回家父母只要見到小孩出現反常行為，精神呆滯、上吐下瀉、食慾不振、發燒等等不尋常的行為現象，猜想小孩可能「沖煞」到不乾淨的訊息，就會到屋外採幾片艾草、芙蓉葉，再用香茅草將它們一起纏住放入澡盆裡，利用葉子浸泡過的淨化訊息水洗澡。這些植物皆屬陽性的能量特質，行竄身體經絡可驅邪除煞，果然都有效的解除我

們的問題。

在台灣坊間還流傳一些很有意思的訊息療法，可能你、我小時候都有過這類難忘的經驗。小孩子遊戲總是愛互相捉弄，有時趁著天色灰黑，躲在陰暗處嚇同伴，同伴常被嚇得魂飛魄散、臉色發白。媽媽見狀，沒一會兒便端著一碗水，氣呼呼地追著頑皮的小孩，要他把衣角拉出來放進碗中浸泡，然後順便告誡他下次可別再嚇人，害她的寶貝兒子驚魂失魄。

而那碗泡過衣角的「衣角水」，媽媽會端回家給受到驚嚇的小孩先啜飲三口，再將手伸入碗中沾水，往孩子身體前、後各拍三下，表示媽媽已將小孩失落的魂魄，藉由這碗水的訊息收回，「沒驚」、「沒驚」。有些習俗甚至用對方的口水來取代「衣角水」，讓受驚的孩子喝下！

如果是被野狗嚇到，那就得想辦法追到那隻野狗，拔幾撮毛，或抓住狗的尾巴，在碗裡拌一拌讓訊息進入水中，喝下後就可以找回失去的「魂魄」。但小心，野狗可是會咬人的！妻子秋敏就曾告訴我她喝過「狗毛水」，而且她還記憶猶新，那是隻白色的狗，狗毛飄浮在碗中的景像，令人作嘔，當場令她馬上回神。

其實那碗安魂水的作用，並不是向人或狗要回受驚的魂魄，而是依據共振波動相抵消的作用原理，療癒、平息受到驚嚇而不安的情緒。「衣角水」、「口水」、「狗毛水」是利用水為載體，擷取使人受到驚嚇的訊息，喝下那碗使人驚嚇波動的訊息水，可以讓情緒場出現的驚嚇波動平息下來，當然就會回神囉！

另外有些傳統習俗在嬰兒剛滿月時，會舉辦「壓驚」

的儀式，父母會撿一顆石頭放入澡盆裡，給嬰兒洗澡壯壯膽，讓他不易受環境聲音的驚嚇。這是利用石頭的重量特質，將其重力訊息釋放入水中，嬰兒接收石頭散發的共振波，便會激發心靈穩定的能量（「心頭定」，台語），不受外界影響。這樣一來，嬰兒就好照顧，而且能健康快樂的長大，有顆像石頭般的膽識。

由這些熟悉的生活經驗，我們可以知道，利用自然能量的訊息共振療法，其實早就存在我們的生活中，只是隨著社會的進步，這些生活的小方法、大智慧，漸漸被現代人遺忘了。花精自然療法就是運用花朵愛的訊息，來共振失衡的身心靈，使人覺醒，調整自我，達到真正的健康與平衡。

駱駝駱駝不要哭

「駱駝駱駝不要哭」（The story of the weeping camel）是一部運用愛、音波共振的訊息療法，讓生命湧現奇蹟的感人記錄片。

在蒙古南方的沙漠戈壁中，蒙古包裡住著三代同堂的遊牧民族。某年春天，有隻母駱駝正待產準備生下小駱駝，可是主人發現母駱駝有難產的現象，經過兩天漫長的等待，母駱駝艱辛地捱過生產的陣痛，終於在主人的合力幫忙下，生下一隻很可愛的白色小駱駝。

小駱駝一生下不久就能站立，當主人牽著小駱駝靠近駱駝媽媽，想要給他吸奶時，母駱駝卻躲著小駱駝，在原地打轉，怎麼也不願意讓小駱駝靠近她吸奶，主人發現母駱駝因為難產而出現情緒反應，拒絕餵養小駱駝

時，只好先讓母駱駝獨自離開。此後幾天，小駱駝不停地發出「嗚～嗚～」的低嚎哭泣聲，遠遠望著媽媽，緊跟著在後，但就是無法靠近媽媽。

　　主人心疼小駱駝挨餓，用盡方法試圖讓小駱駝靠近媽媽吸奶，就是沒辦法成功。在沙漠風暴來襲時，母駱駝還是不願讓小駱駝靠近，牠孤苦伶仃跪在沙塵的另一端，發出叫媽媽的「嗚～嗚～」低嚎聲，遙望著媽媽，等待風暴停止。

　　最後主人商議用一種傳統方法，幫助駱駝媽媽治療生產時的恐懼，及產後的憂鬱症。他們決定到城裡，找尋一位教授馬頭琴的音樂家，利用他成熟動人的精準琴藝，再結合女主人唱出「母愛」天性的訊息，來撫慰受創傷的母駱駝，平息牠內心的恐懼與憂鬱，使她願意哺餵自己的小孩。

讓愛展現生命的奇蹟

　　這是一種讓愛展現生命奇蹟的訊息療法。女主人有個一歲多的小女兒，每當小女兒要睡覺時，女主人媽媽都會擁抱著她輕吟著搖籃曲，曲調訊息透著濃濃的母愛，小女兒就在這股慈愛的訊息中甜蜜的睡著。女主人代表天性母愛的能量，是宇宙天地萬物生生不息的自然本源，一種清靜大愛的展現、無私與奉獻。

　　療法一開始，琴師拿著馬頭琴（一種類似胡琴的弦樂器），在琴頭繫上傳統祭天祈福的藍巾，再將馬頭琴掛在母駱駝的駝峰上，當母駱駝發出「嗚～嗚～」的哭泣聲時，琴弦會發出陣陣共振的音波，收錄傳導入音箱中，在沙

漠風助力下，可以清楚聽見音箱共振出「嗡嗡」的迴音。此時女主人再輕撫著母駱駝，吟唱出搖籃曲，等到唱完，訊息收錄完成，琴師向前拿下掛在駝峰的琴，開始拉奏剛剛所擷錄的音波訊息。

琴聲揚起的音調正是擷錄的音波訊息，振動傳導出的音波是一種充滿療癒的母愛的訊息，再加入女主人的吟唱與撫慰，現場的空氣充盈著愛的力量。母駱駝在陣陣的音波撫慰下熱淚盈眶，和一旁的小駱駝一起發出低吟的哭泣聲「嗚～嗚～」。沙漠的風吹落了駱駝媽媽飄出的眼淚，主人將小駱駝牽到媽媽的身邊，牠邊吸吮母奶邊流著淚。最後琴聲一停，駱駝媽媽終於願意接受小駱駝了，低下頭磨蹭著小駱駝的臉頰，一場撼動人心的自然訊息療法，結合音波共振，傳遞愛的能量，讓生命展現無比的奇蹟。

琴師是關鍵的訊息導引之手

這場訊息療法除了女主人純淨的愛能量外，琴師是最關鍵的訊息導引之手。之前女主人曾試圖吟唱撫慰過母駱駝，但並沒有成功，單靠女主人吟唱的功力，無法共振到母駱駝的心，所以得千里迢迢找到深具演奏功力的好琴師，因為他能夠精準地擷取、轉化、傳遞訊息——而這才是此次訊息療法精湛的成功之處。

植物花朵中蘊藏著宇宙至高的大愛，女主人散發天性的母愛，是人類生生不息的本源，真摯的母愛像花一樣尊貴、一樣美。我們的心靈創傷也許無法像母駱駝幸運被量身醫治，但是慈悲的上天將豐富的愛給了花朵，透

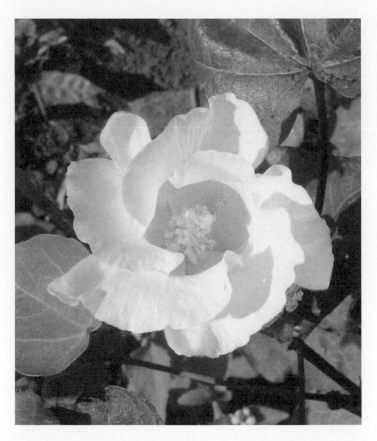

棉花。真摯的母愛就像花一樣柔
軟、豐富、尊貴

過訊息共振，讓花精醫治失去平衡的心靈，我們的身心
靈因愛活躍而健康。「愛」就是花精療法所蘊藏的深度
智慧與療癒奇蹟。

花精是「愛」的穩定能量

　　雖然花朵訊息的擷取方式，對一般人而言，感覺很不
可思議，但可喜的是，有無數的人體驗過花精之後，見
證了花朵能量對情緒的神奇平衡效果。西方自從 1936
年英國巴赫（Edward Bach）醫師研發出三十八種花精以
來，已經歷半個世紀的考驗，花精療法逐漸演變成為訊

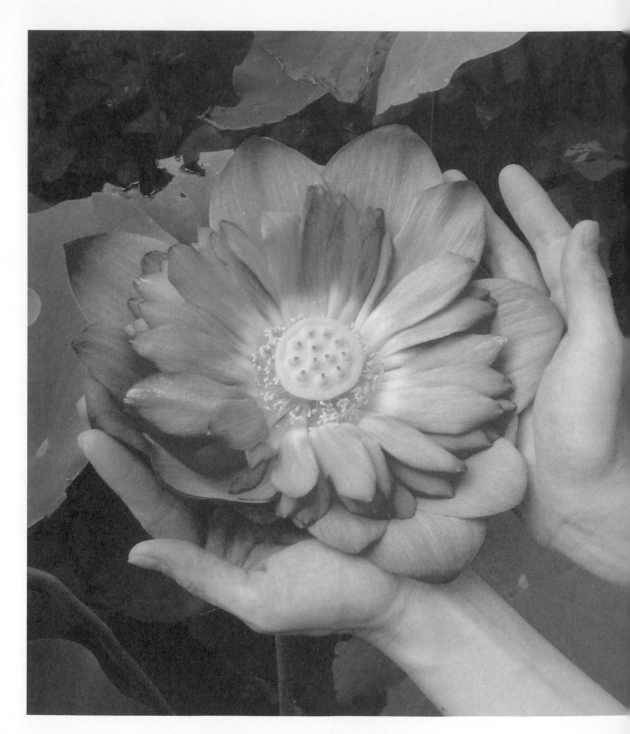

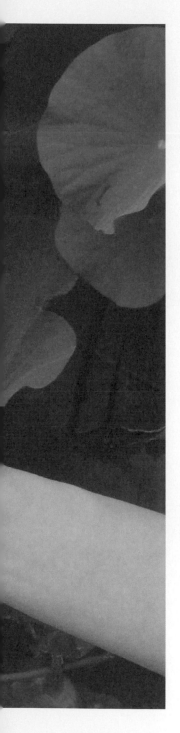

息醫學很重要的一環。

花朵蘊含細緻精微的能量，能與人類潛意識的情緒能量相互共振，進而促使大腦及其他腺體發生電化學層次的改變，激發自癒能力，協助人們達到身心靈的平衡。花精這擷取自花朵、無色無味、不含任何物質或化學成分，並且活生生的訊息能量水，是懷藏著「愛」的穩定能量，它帶來溫暖充沛的訊息，能撫平人內心的失衡情緒，讓人重新憶起生命本質的光輝，活出自在與自己。由於花精能為人心帶來深刻的改變與影響，因此很多人稱它為「神奇的心藥」。

雖然目前已知的所有最先進科技檢測儀器，尚且無法追蹤到訊息在人體內、自然界、宇宙間的運行方式與作用層次，因為訊息甚至比光波的速度更迅速、更加無遠弗屆！但是人內在的智慧可比機械靈敏精巧。很多對訊息比較敏銳的使用者，僅僅握到台灣花精的瓶身，還未經服用，就能夠感覺花精的作用，以及花訊息能量在人體運行的途徑與方向，有些花精是行走中脈能量系統，有些是著重於某些臟腑，有些則均勻散布於每一個細胞

之中。

　　大部分的使用者則會描述自己主觀的經驗，例如某某花精讓他變得頭腦清明、自在快樂、人際關係鬆綁，或者讓他的長年痼疾如失眠、煙癮減輕、肩頸痠痛痊癒了，有些則說原本嚴重影響生活的某個負面情緒或創傷事件，因為花精的調動與整理，而不再如此干擾他了。諸如此類的個案經驗不勝枚舉。這些都是對花精「訊息」的真實感受。

放鬆大腦的箝制，身心靈整體平衡的療方

　　負面情緒磁場從潛意識中發出陣陣失衡的波頻，不斷干擾人們的生活、工作與人際關係，大多數人無法轉化情緒的根本因子，往往以大腦來管理情感，試圖用理性

心得分享

　　過去很長一段時間，我不斷地追求自我的成長，看了很多書，也參加過各式各樣的成長課程，我一直很努力地想把自己找回來，改善母女的溝通關係。那種感覺，好似要把散落一地的拼圖，很仔細、很用心的拼成一幅完整的圖像。使用花精之前，我覺得自己已經整理得差不多了，沒有想到，第一瓶花精就又讓我回到過往，胸悶、喉嚨痛，想大哭，很哀傷，整個人陷入幽微的深谷裡。花精正針對我以為早已痊癒的傷口進行療癒。

　　回憶從前，拼湊的感覺真的很辛苦，你得找尋每一塊拼圖，然後把它們擺放在正確的位置，可是總覺得就是少了那麼幾塊。相反的，花精就像變魔術一樣，瞬間形成一整幅圖像，完全不費力。我才明白，內在世界許多意識的作用，並不是我們自以為瞭解的，花精讓我能夠跟自己的潛意識對話，看清楚傷疤坑洞；花精讓我不只用頭腦，或過往經驗的累積，去面對生活，而是更多來自心靈的力量，她的細緻與敏銳，讓我感覺像是長出了一對翅膀一般自在。

控制不斷湧現的負面情緒與念頭。例如隨著年齡增長，我們可能告訴自己要「有修養」、「穩重」，「不能亂發脾氣」，維持好好先生、好好小姐的樣子，為了維護形象，每次有情緒我們就慣性的隱忍下來。然而負面情緒持續被壓縮、抑制，潛抑於內在，形成了一個個阻塞的能量場。滯礙的能量在身體氣脈中具體化現，輾轉成為停滯的區域、異常的生理組織甚至腫塊，各種心身病症和莫名的痠、疼就接踵而至了。這就是以大腦理性管理情緒，或非理性地壓抑情緒可能產生的後果。

身心靈相連一致，需要整體的平衡，花精則恰好能夠扮演三者之間的橋樑。她提升心靈的能量，放鬆大腦的箝制，讓人擁有高度自我覺察力與智慧，以調整失衡的生理與情緒。她讓人清醒的面對自己，從潛藏未解決的負面情緒中走出來，進而看到生命寬廣的存在意義。

身體氣脈

大腦意識

心理情緒

潛意識

（由下至上）
潛意識：挫折與創傷形成坑洞，不斷冒出負面情緒的泡泡
心理情緒：負面情緒使人心情低落，心理高度防衛
大腦意識：大腦以理性管理情緒，未紓解的情緒被壓抑，逐漸形成難解的情結
身體氣脈：潛抑的情緒在氣脈中形成一個個阻塞的能量團，甚至具體化為異常組織病變

解決
情緒困境，
喚醒心靈的
能量

走進純淨的山林原野中，我們會自然而然沉靜、放鬆下來，擺脫塵囂與煩惱，因為我們正沐浴在萬物和諧的生機中，呼吸著花草樹木所散發的安詳訊息。自然界中開花植物具有高等的靈性，她們演化出各式各樣的花型、顏色、姿態、氣味、習性，來傳播花粉，繁衍子孫。她們自在、活潑、盡情地展現，沒有一絲的保留，那自信愉悅的盛放之姿，是不分大小花朵都具足的特色。植物把最美好的能量全都給了花朵，讓花朵以最繽紛燦爛的一面，來禮讚天地。

所有的花都是宇宙大愛的結晶，從花開到花謝，呼應著天地間和諧的韻律，無論刮風、下雨、烈日或寒冬，花朵總是如常盛開，定靜自在，對生命的熱情不曾稍

杜鵑花海。走進純淨的山林原野中，呼吸萬物和諧的生機

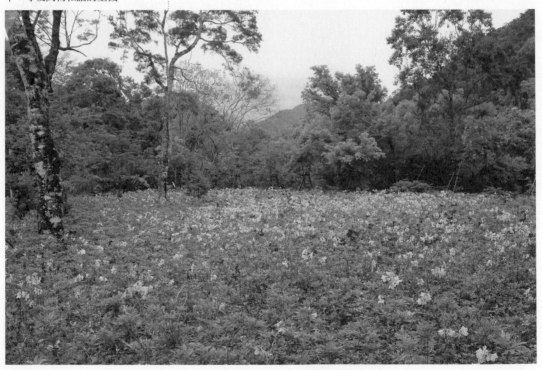

減。若把植物比喻為人，花朵就好比是人的靈魂，是純潔無瑕、至善至美、展現正面光輝特質的「初心」。傳統中，人習慣致贈花朵來表情達意，就是感受到花朵這份愛的能量，希望透過花來傳遞訊息、祝福對方。

我們把台灣花朵這豐富飽滿的愛的訊息，一一盡收在花精之中，因為花朵連結宇宙能量場所蘊含的完整訊息結構，我們全都完美的保存了下來。為所有人打開了一扇通往大愛的世界，更寬廣、光明的道路。

我最熟悉的台灣花朵

人不親土親。根據宇宙自然法則，本土的花朵和我們分享著共同的水土與環境氣候，是我們最親近、最熟悉的。幾經測試之下我也的確發現，本土花朵的訊息能量對我們最有親和力，因此我選擇熟悉的土地，擷取純淨山林原野所生長的花朵訊息，來製作花精，協助讓我們的心靈深耕發芽。

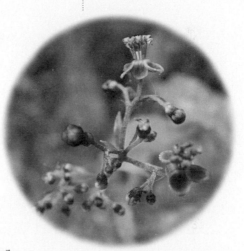

「台灣草紫陽花」是台灣高山地區生長的純淨花朵

台灣地區有三分之二是高山，純淨的山林內一年四季隨處可以找到上萬種的花朵，我花了多年的時間，穿梭尋覓各種可對應情緒的花朵能量，成功製作出八十多種花精，足以因應現代人的各種情緒困擾，如焦慮、驚恐、憂傷、憤怒、嫉妒、缺乏自信、緊張壓力、憂鬱、躁鬱、恐慌、煩惱失眠，以及各種情緒所衍生的心身症狀。未來我將持續努力，探索更多的宇宙自然奧妙，研發豐富多樣的花精。

花精引領我們進入深廣無涯的心靈之海

自從台灣花精正式對外應用以來，有憂鬱症患者在短短三個月的療程之後，累積數年的憂鬱症狀大幅減緩，而前後判若兩人；有恐慌的精神官能症者，從情緒的深淵提升到靈性開闊的層面，不但心身恐慌症狀消失無蹤，面對生活中的重大災難時，理性沉穩的態度連病人自己都嘖嘖稱奇；更有許多人因為花精整理好其內在的情緒壓力等病源，連帶困擾已久的心身症狀，如五十肩、失眠、疲勞、肥胖也獲得改善。

為了讓花精能深刻而徹底的調整人的身心，我不斷研究、探索如何在擷取花朵能量時，完整取得花朵精神的訊息──這其中包括花朵本身的療癒能量、花朵與大自然彼此互應共存的關係，以及每一株花朵和其精神的本源「宇宙花能量場」的連結。

如何確保在花精的製成過程中，自始至終保持訊息能量整全而不受損害呢？這涉及擷取花朵訊息時，對花朵、大自然、宇宙的尊重與瞭解，載體「水」及保存作用的「酒」的徹底淨化技術，以及訊息調製技術等。詳細的製作祕訣，我將在本書中逐一公開。

取得訊息結構完整的花朵能量，確保其能量波頻精準共振人心，是我在研製花精時堅持的原則，也是台灣花精不僅能有效調理情緒，直抵心靈核心，而且能使意識超越昇華，擴及大自然，甚至宇宙同體的祕訣所在。如同我一向堅持的：花精不只是平衡情緒的心藥，更是引領我們往內進入深廣無涯的心靈之海，往外連結無邊宇宙意識，瞭解生命真諦的珍貴至寶！

花精讓我們看到個性的盲點與缺失

根據我運用花精的經驗，花精對人的影響與療癒，有個典型的歷程。花精激發人的自省與自覺，讓人真正徹底改變自己，以下是其中一例：

陳小姐是一位貿易公司的中階主管，看起來嚴肅、眉宇深鎖。她常常必須面對工作方面的決策與管理壓力，然而最令個性直率的她困擾的是人際關係的問題。在工作中，她不但要面對同事之間的競爭壓力，而且時常感覺到上司的刁難，還有部屬的故意違逆，這讓她總是處於備戰狀況，而顯得防衛帶刺。

第一次來諮詢，我先給她比較能夠紓解工作壓力的花精。經過半個月之後再見面時，她冷淡直率的告訴我：「沒有什麼感覺啊。」我馬上明白她還未十分滿意現況的轉變，她一直是個過度緊張、要求過高的人，我想她的意思是：「大家還是對我很惡劣啊。」然而和第一次諮詢時比較起來，她整個人顯得比較柔軟，防禦心減低，心情明顯放鬆了許多。從她所填寫的情緒檢測表，也可以看得出來，許多部分勾選的情緒強度已經降低，我詢問之下，她也承認：「整個人感覺比較平靜。」這時她才告訴我，她真的很期待花精可以幫她改善和同事相處的問題。

第二瓶花精我開始針對她的人際關係問題對症下藥。使用期間，她有了奇妙的體驗。她開始「看」到自己在面對同事之間的競爭壓力時，內心的憤恨和防衛。她一面因為忌恨而做出傷害同事的行為，一面卻又清醒地看到自己的所作所為，以及當下心底湧現的種種不滿、怨

恨、嫉妒、憤怒、敵意、罪惡。她形容說：「台灣花精實在太猛了！」因為花精讓她「血淋淋」地看到自己的起心動念以及所作所為。

　　經歷過這瓶花精所帶來的深刻經驗之後，她一五一十地告訴我發生在自己身上的變化，以及對人際關係全新的體認。「我自己都隨時隨地帶著芒刺，怎麼可能要求同事或上司好好待我！」我開玩笑地問她：「怎麼樣？你現在還會想要打人嗎？」她睜大眼睛看著我，一邊用力搖搖頭，一邊問我：「不會了。咦，你怎麼知道我以前常有這個念頭？」說完我和她兩人都忍不住笑了出來。我明瞭她已經走出以往過度自我與防衛的心態，傷害他人的心其實是讓自己最不快樂的，就像嫉妒的心，使胸口的能量緊閉，再好的祝福、好的運也無法與之共振。她因花精而打開心門，對自己有了更深的認識，相信花精也將幫助她逐步調整內外在的心情與表現，讓她以更成熟豁達的態度來面對人際關係。

　　花精訊息的精準度要高，才能呼應我們內心的特定負面情緒核心，並且確實共振、調動情緒與心靈創傷，使之栩栩如生的重現。我們會清楚覺察到情緒的來龍去脈，無可逃避的看到自己的問題，這時若能佐以勇敢、真誠的態度去檢視與面對，尋得正當的情緒管道抒發，花精的正面能量就能夠發揮最大的效果，激發人內在本自具足的智慧與力量，讓人走出情緒迷障或心靈創傷，謙虛寬懷，尋得正向健康的生命方向──這整個過程便是由花精所促成的自我療癒過程。

　　面對情緒時，我們總會認為發過了就好，或選擇壓

抑，面對心靈創傷則會選擇逃避，然而這是一種對生命的忽視。心靈很多不平衡的訊息能量，不是外露成為負面的性格，就是隱沒成為一股暗流，深深挑動心靈，讓心無法開闊自由。

花精是直抵心靈層次的能量，她讓人感受到內在核心的圓滿光華，很自然的，我們會主動去檢視身心情緒失衡之處，生起改往修來的自我療癒能量。根據我臨床的經驗，通常經歷過完整的「花精自我療癒過程」之後，特定的

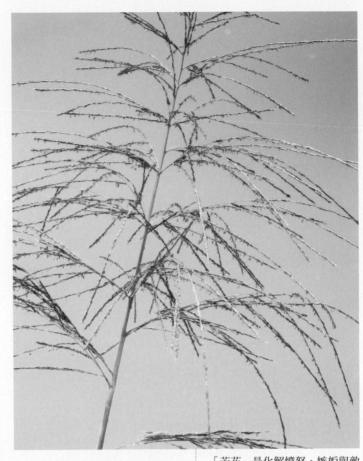

「芒花」是化解憤怒、嫉妒與敵意，帶給人自覺、自省、溫暖與愛

創傷事件或情緒就會得到平衡，而不再如同陰影時時伴隨我們，深深影響生活的作息，打亂人生的方向。

花精讓人清楚覺察到自己的心靈狀態。而這正是面對自己、自我成長最好的契機。她就像一個真誠的好朋友一樣，為我們灌注大量的愛與自信的訊息能量，陪伴我們走過這段自我療癒的過程。只要我們夠坦承、夠勇敢，這條認識自己的成長路上，有了花精的支持，我們一定可以大步往前邁進。

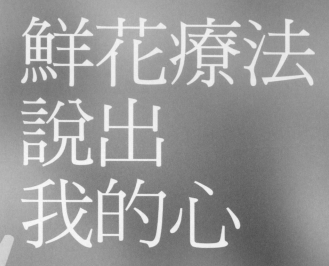

2

鮮花療法
說出
我的心

一天有個學生問我：「人活著是為什麼？」我直覺回答他：「愛人與被愛啊！」他聽了沒說話，笑笑嘆了口氣，好像無須再申論，話題就結束了。我們都默認這是個不爭的美麗事實。我們一生中都在愛人與被愛中成長，愛出問題，人的心性會偏失，正面心靈的力量會萎縮，看待外在的人事物會產生偏頗與扭曲，唯有付出行動去愛人與珍惜被愛，生命所展現的能量才是最極致美妙的。

　　宇宙生命的本源是「愛之光」，充滿愛與創生的原始能量，所有萬物都由此孕育而生，植物與動物都是能量光的聚合體。在靈性上，花為我們人類展現了愛的存在，每株植物開出的花，就象徵一個人的內在心靈顯化，當我們特別喜愛某種花時，那朵花的顏色和姿樣，剛好共振呼應我們目前的心境，所以我們會被這朵花的樣貌所吸引而產生「愛」。換句話說，那朵花的「美」像是我們靈魂美麗的化身，我們可以由該朵花的花語訊息，閱讀自己的心靈密碼，從其中學習到愛，如何像花一樣自在展現自我。

　　由花朵中擷取訊息製作而成的花精能量，已將花朵訊息解碼、轉譯為花語，讓人更容易感受花釋放出的振動頻率──愛與智慧，我們可以藉此輕鬆感覺花所給予的心靈成長訊息。你也可以用心找到你的心花，藉以看到你的內心世界，很多生命的奧祕就典藏於其中。

　　小時候住在山上，大自然點燃我對生命的探索，野花、植物的能量也是其中推手，我們同生於一處，似乎是一種再自然不過的緣份，當人出現任何身心靈問題，我也會自然而然的認為找她們就對了。單純的「想」運用大自然的生命能量來助人，力量竟然就渾然天成，這也是我發現、研究植物花朵能量的起源。

　　在花精製劑未發展前，有一段時間，我運用鮮花的能量直接來治療「心病」，有些人我會指定他們選買花朵種類，後來發現鮮花種類不是每次都可以依照指定找到，於是請他們自選所喜歡的花，我由他們所挑選的花種轉化能量時，憑著「看花」的外形，居然也能瞭解到他們的心靈問題，因此我更是明白「一花一世界」的存在奧祕，而每種花正可以呼應每一個心靈的真實現況。

發現
花朵生命力
的本源

一直以來，我在運用鮮花療法時，所擷取的不只有花朵本身的訊息能量，花朵扮演的比較像是「天線」的角色，我循著她的訊息溯源，發覺每一朵花都和宇宙的花能量場相應。這也就是為什麼花朵能展現圓融的智慧光華，隨順宇宙韻律而生長，知道何時盛開，何時凋謝，有些花甚至能預知氣候節氣變化，在下雨前闔上花苞，陽光照拂前先讓花瓣完全舒展開來；有些白天開花傍晚安眠，有些則夜晚盛放直到天明。

宇宙花能量場是地球上所有花朵生命力的本源，蘊含無窮奧妙的訊息，我透過花朵這個管道，連結花能量場的訊息，將之轉化至人體能量場，讓人體與花能量訊息相通共振，以達到平衡情緒與身體病症的效果，每每總是發揮奇蹟般的結果。

這個發現也為我往後成功研發出台灣花精的過程奠下了扎實的基礎，更是花精訊息的品質不易受到影響與干擾主要的原因之一。

宇宙花能量場：花朵生生不息的奧祕

宇宙花能量場是一個溫暖和煦、充滿能量，而擁有高層次智慧的寬廣世界，蘊含宇宙生生不息的訊息。有些接受鮮花療法的病人感知到這個世界，形容自己閉上雙眼時，眼前會看到一片花海，一朵朵晶瑩透亮的花，由天而降，而自己置身於其中，感覺到溫暖、舒適、被愛所包覆，而且全身鬆弛，心也跟著柔軟了下來。

我知道宇宙花能量場的存在，不但靈活從其中擷取花朵能量，轉化後為人治病，同時也不斷從中汲取有關花

朵能量的靈感智慧來應用，而獲得許多寶貴的經驗。然
而在實行鮮花療法的過程中，這無比珍貴而充滿智慧的
世界一直沒有機會公開，因為它太過抽象而難以描繪。

　　常會有人好奇的問我，是如何擷取到花朵的訊息，與
進行能量轉化的。這實在很難具體回答。就像有人問我
為何會「呼吸」的道理一樣，我只能說是一種天賦、一
種本能，一種直接由意識轉化出的執行訊息，單純且專
注。

　　這類精神符號的訊息就像是修練的象徵，我則剛好具
有能轉化宇宙健康正量訊息的特質。如同我們都可以輕
易地運用心靈意識，「看見」蘋果的樣子，而請你從腦
中拿出蘋果來，卻是不可能的，但腦中對蘋果的訊息確

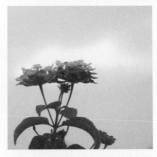

宇宙花能量場是花朵生生不息的
奧秘

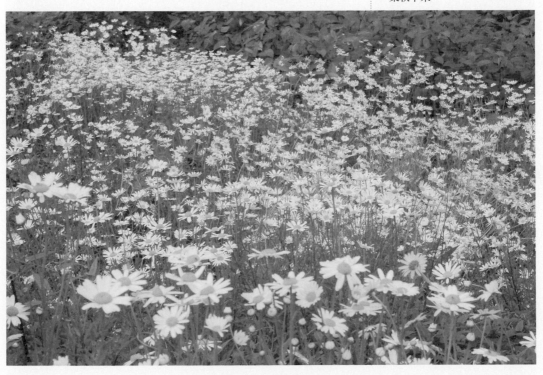

置身花海，全身鬆弛，心也跟著
柔軟下來

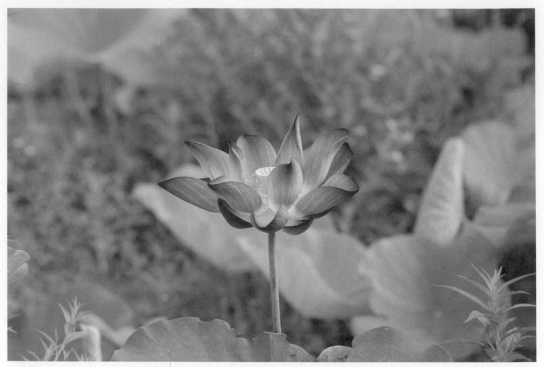

紅蓮花

實存在。我善用這份天賦，成功尋得花朵訊息擷取保存的管道，將精確而肉眼看不見的訊息，透過水記錄下來，而成功製作出花精製劑。

有關於花能量場這個世界的奧祕，一直到我成功製作出第一瓶蓮花花精母酊劑時，才真正獲得應證，成為鼓舞我繼續研發花精的重要指引。

「看見」花精靈的國度

還記得那一年的仲夏正值蓮花盛放，我懷著無比雀躍的心情帶著妻子和女兒一同出遊，展開第一次花精的神聖擷取「實驗」。經過一年多鮮花療法的豐富臨床經驗，不斷從宇宙與大自然中研究訊息互通的道理，在靜

默調息中汲取生命本源的智慧，我相信自己已經尋得從宇宙獨特管道，將花朵能量接引貯存在水中的花精母劑擷取方式，現在只差真正的付諸實行而已。

尋得一方清淨的蓮花池，晨曦的陽光透著微微的朝露，正值良辰吉時，我小心按照心中已確定無誤的步驟一一執行。我的妻子秋敏對於宇宙訊息能量一向有著獨特的解析與感知能力，然而這次的「實驗」以及我一直以來計劃進行的花精擷取研究，她並無太多的興致想瞭解，對於我常常突發奇想的訊息「實驗」，她早就見怪不怪了，所以並沒有多想，反正是出遊賞花嘛！當然心情感覺無比愜意。

秋敏回憶那時正夏的太陽，見我在大太陽下看著「實驗」中的蓮花，怎麼一點也不喊熱呢！像個大孩子滿臉笑容，沉浸在一種歡喜的滿足中，靜靜地等待花朵能量轉載記錄至水中。她時常笑我總是帶著一股傻勁，連田間閒逛的老農，也打趣的用台語說：「少年耶，練仙水喔！」

白蓮花

約莫三個小時之後，擷取步驟完成，我感受到水中飽含著蓮花的活躍訊息能量。那種喜悅真是難以形容，因為我果真能連結宇宙花能量場，利用蓮花途徑邀請鮮活能量進入水中，而成功尋得花精母劑擷取的方式了！

當天夜晚，我躺在房間床上望著窗外，看見滿天星斗與皎潔月亮掛在天際，我已有些許的睡意正想入眠，秋敏

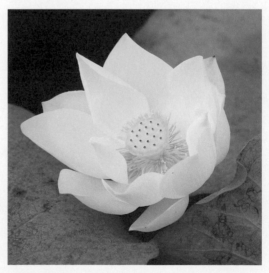

看著滿天的繁星了無睡意，決定去靜坐打個禪。半夜凌晨透過整片的落地玻璃，望著相思林有種朦朧美，再抬頭仰望無光害的星空，彷彿進入了宇宙隧道中。突然間一道從宇宙天際射下的強光，秋敏感覺到某部分的意識穿越當下時空，進入一個絢爛奇妙的世界，彷彿一幅精妙多層次的絕美畫作，在她眼前攤開，一個繽紛的宇宙「花空間」呈現，豐富的能量將她完全包覆於其中！

滿天晶瑩透明的花朵呈螺旋狀飛奔映入眼簾，每一朵花彷彿都擁有自己的鮮活生命意識，祂們像是一個個透亮的發光體，在精巧的宇宙智慧與秩序傳遞下，散放著源源不絕的愛之光亮。她直覺那正是宇宙花場的訊息，屬於花精靈的國度，不斷地向她傳遞花朵世界的奧妙訊息。沐浴在花精靈能量中，秋敏感覺無比熟悉又親切，帶著開心與驚喜，她興奮的跑來喊醒我，栩栩如生地描述著她所見到的花世界，直說：「天啊！真的可以『看見』花的國度，這宇宙能量正啟動，執行花場神聖的使命，將愛帶至人間！真是太神奇了！」

傳遞花精的核心精神

聽完秋敏的話，我也深受震撼和感動。一直以來我內在覺知的奧妙宇宙花能量場，彷彿懸浮在心靈某個層次、難以言喻的祕密，如今透過妻子口中詳實的敘述出來，像是獲得了應證與落實。對我倆從事花精研究而言，這是個很大的激勵與鼓舞，我們已意識到這是一條該走的路，秋敏「看見」過花能量場後，對花精訊息得到了啟蒙，也開始認真正視我的花精研究，而我們也更

加堅定信心，要在花精領域繼續深入地鑽研，精益求精地研發花精。

接受來自宇宙花能量場的珍貴訊息，心中難免有所遲疑，浩瀚人群不乏「高人」，而我只不過是個平凡的在家居士，單純的山上小孩，沒有顯赫的背景，更別提穩定的財源、寬廣的人脈，又如何能擔負起這項宇宙奧祕大任呢！雖然現實條件有再多的遲疑考量，我內心明白，很多事人算不如天意的安排與巧定，計劃永遠趕不過變化，就踏實的隨順因緣吧！只要我內心清楚瞭解宇宙傳遞的真意，其他現實的考量就交由上天安排，我只需要安心盡力完成自己的一份責任，將花精真正的核心精神傳遞開來。

花朵無私的奉獻自己

花國度無私地奉獻自己的精神與智慧，為人類心靈提供指引，以無窮的愛共振我們內在心靈的本我，是期待我們每一個人都能夠有內省的機會，提升心靈品質，得到真正的覺醒，停止彼此傷害與自戕，共同為摯愛的大地、自然界、宇宙獻出良善的正面能量，讓宇宙生命體和諧相生，愛的能量源源不絕地傳遞下去！

解開
花朵訊息
的奧祕

鮮 花療法或花精是汲取自花朵植物的生命智慧訊息，做為療癒人類失衡心靈的藥引。植物跟人一樣，是具有高等靈性的智慧精華，她們甚至更懂得生存於天地的自然法則，經過幾年擷取花精的研究工作，我跟植物花朵互動學習取經，雖然並不像植物學家研析植物那樣透徹，將物種清楚的歸納，但我用一種感性的心，由心相印而相知，共振出愛。愛讓很多的不可能化為可能，超越生命的界限，也就是愛讓不同能量構造的生物，彼此看見生命的美麗。每一朵花都是愛的化身，我們由花看見愛的多樣面貌。

花朵顏色散發不同的心靈特質

花吸收日月精華及宇宙光能，具有無私的愛，是天地間最穩定的力量。每一朵花都有它特定的頻率，這些光波頻率正是療癒負面情緒，以及提升心靈意識與心智的高層次能量。不僅如此，我們還可以從花朵的顏色、外型、花朵植物生長的環境、習性等綜合分析出花的特質，與花朵能量所治療的情緒。

花朵多采多姿，不同顏色的花朵吸收各自相異的光譜，因此訊息能量對人的心靈深淺作用也不同。

我發現白色的花訊息清淨，是光明靈性的導引者，如白蓮花；紫色花能作用在深層的意識情緒，如薰衣草；黃色的花通常給予人充足的自信光芒，讓人開朗表達自我，如蛇莓；紅色的花驚豔動人，讓人散發魅力與熱情，如大扶桑花；藍色花朵是跟現實人際有關，如：台灣藍龍膽……。

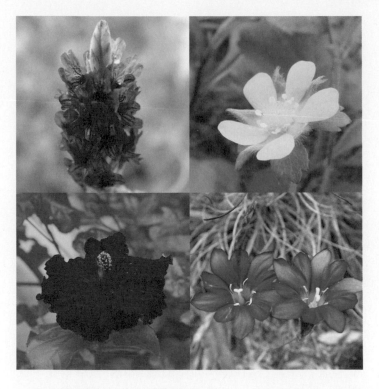

每一朵花都是愛的化身，我們由
花看見愛的多樣面貌
（右上）蛇莓
（右下）台灣藍龍膽
（左上）薰衣草
（左下）大扶桑花

　　我大致歸納出花朵的顏色與作用，供各位參考。但任
何的歸納都有例外，即使同為紅色的花朵，散發的光譜
未必一樣是紅光，還是要全觀花訊息光譜與植物承接的
管道，作總分析才可以正確判讀。

　　以玫瑰為例。玫瑰花是很「規矩」的花，觀察花的構
造，會發現她的花瓣外型非常整齊，一瓣一瓣層層往外
展開，花能量所展現的特質就有循規蹈矩的傾向。玫瑰
的莖帶刺，這是植物的自我保護機制，就好比人為了保
護自己，化解內心的挫折與壓力，而在潛意識形成的
「自我防衛機轉」，當它發揮正當作用時，可以保護自我
免於過度的刺激與壓力，然而當人內在的情緒創傷，未
獲得適當的紓解與整理時，很容易會演變成過度自我防

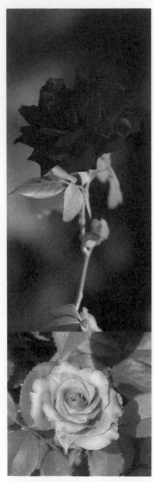

（上）「紅玫瑰」提升熱情與愛，
化解冷漠與防衛
（下）「粉紅玫瑰」穿越次元，化
解潛意識的悲傷，帶來希望

衛，而在人際關係上顯得渾身帶「刺」，其實是想隱藏住內心的脆弱，保護自己，而刻意顯露高貴的氣質。

紅玫瑰花的能量，可以化解這類高度防衛的心理狀態。傳統中紅玫瑰代表的是愛情的象徵，也許是受到集體意識的影響，我們解析花語的訊息時，的確發現她能夠療癒愛情的創傷，提升人的熱情與愛，化解人的冷漠與心結。

然而玫瑰的顏色甚多，比較紅玫瑰和粉紅玫瑰的訊息能量，雖然同為玫瑰花，兩者都具有溫暖與熱情的特質，但是因為顏色不同，花朵所吸收的光譜與波頻便有差異，因而花朵能量的作用便大相逕庭。

粉紅玫瑰具有原始的古老力量，可以穿越不同的時空；尊貴、剛正、開闊、堅定，聚集能量；能掃除黑暗，帶來希望；能穿越次元，追溯到潛意識的情緒。比起紅玫瑰，粉紅玫瑰的能量可以進入心靈更深的層面，撫平人潛意識的憂傷。紅玫瑰像太陽般熱情綻放，粉紅玫瑰像月光柔和而慈愛，由於她和紅玫瑰花的能量特質是如此不同，在臨床應用上就產生很不一樣的結果！

屬於同一種花，卻因為顏色相異，而形成截然不同的療癒作用，還有許許多多的例子。藍色牽牛花、紅色牽牛花以及紫色牽牛花就是最好的明證。藍色牽牛花善於紓解日常累積的壓力，特別適合長期犧牲個人享受，為事業打拚的抑鬱男性使用；紅色牽牛花則適合因情感創傷而虛乏無力，卻習於以浮誇美豔的外表來佯裝堅強的女性，她能撫平悲傷，使人安逸自在；而我們常見的紫色牽牛花，作用卻較為深層，能夠調和潛意識的負面訊

息，使人平穩安詳。

　　以人的個性來比喻：藍牽牛花就像辛苦在外打拚的爸爸，紅牽牛花像亮麗纖細的摩登女子，紫牽牛花則是在家忙碌多慮的媽媽。三者只因為顏色不同，就擁有迥異的性格，截然不同的能量。

從花朵多變的外型來看花語

　　深入觀察花朵，我們還可以從她的外型、樣貌以及生長型態，看出她所具有的特質。花的顏色有其作用的相通性，但影響最大的還是花朵的外型構造。

　　從芒花相應的情緒特質來看，她能治療嫉妒、孤傲、報復、不安全感、忽略精神層面等情緒。

　　秋天的原野山間總是可以見到白茫茫一片的芒花。芒花獨特之處在於開花並不是為了吸引鳥獸昆蟲前來傳播花粉，只要秋風吹起，隨風搖曳，即可輕易完成授粉，象徵一種高度自我的展現。所以她不需要鮮豔的花色，也不需要堅挺的花萼或寬厚花瓣，讓昆蟲停留授粉。因為地下根莖發達，芒草的侵略性與擴展性極強，有時整片山坡舉目望去一片白芒花飄揚，人經過芒草叢邊，不小心還會被她銳利的葉片割傷。

　　芒花的草莽特性，使她的花朵能量具有獨特的作用，動力、生命力、韌性，自由自在、表達自我、環境適應能力極強，適合拘謹不自在，缺乏生命力與韌性的人。也正因為芒草傷害性與侵略性特質，所以花朵能量可以平衡強烈的報復與嫉妒心態。芒花唯我獨尊的展現方式，其實也暗示著自我、孤傲、不需要去付出愛、忽略

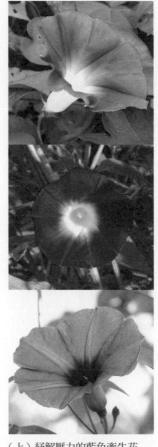

（上）紓解壓力的藍色牽牛花
（中）撫平情感創傷的紅色牽牛花
（下）治療深層憂鬱的紫色牽牛花

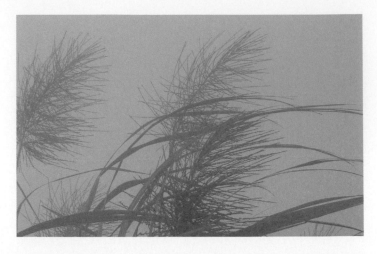

孤傲蒼茫的芒花

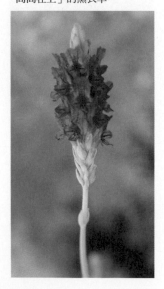

「高高在上」的薰衣草

精神層面的個性。這些都可以透過花朵的正面能量平衡之。

從薰衣草相應的情緒特質來看，她治療自命清高、無法落實於生活、茫然無依、沮喪消沉等狀況。

薰衣草，花莖單枝筆直往上生長，遠遠孤立於葉叢之上，尖端為穗狀花序，開出朵朵紫色的小花。筆直往上生長的花莖，彷彿想要超脫與凌越重重界線，進入高層次的靈性意識，再加上紫色的花，能量通常具有深層的作用，可以療癒潛意識的訊息。薰衣草花的能量作用非常深層，能剝開細胞中一重又一重的記憶，直達潛藏的意識層。

此外她也很適合過於注重靈性而忽略現實人生的人，可以幫助這樣的人回歸身而為人的本分，忠實扮演好自己的角色，不再好高騖遠、眼高手低。薰衣草花「高高在上」的樣子，是不是很像這類型的人呢！

當我們如此仔細地觀察花朵的個性表徵時，她們就像一個個活生生的個體躍入眼簾，我們甚至會聯想到周遭

朋友當中，似乎有人剛好具備這類正面或負面的特質或個性。而當他們來尋求花能量治療時，我們就可以透過花與人的個性對應方式，為他們尋得互應的花朵，讓花能量療癒他們失衡的心靈。

我們熟悉的百合花有長長的中空花萼，喇叭狀向外展開的花瓣，象徵著由黑暗導引至光明的能量，事實上她的能量十分深廣，對於憂鬱沉盪的深層情結、虛乏無力的病弱者，掉入絕望深淵而有自殺傾向者，能發揮十足的支持力量，讓人重燃生命的希望。

我發現，通常花朵具有類似的筒狀外型者，其花朵訊息特別能與人的深層情結相應，花朵訊息彷彿能帶領人走過情緒長長的幽暗隧道，而重新接引光明的能量。好比百合花、台灣角桐草花、馬藍、紫鳳仙花，甚至牽牛花，都有長短不一的筒狀花萼，她們都可以做為急救的心藥，解救陷入絕境的各種狀況。百合花能治療深層的憂鬱，角桐草花針對內在的焦慮，馬藍與過去的深沉情感創傷互應，紫鳳仙花能安定妄想的恐慌，而紫色牽牛花則能撫平潛意識的情緒訊息。

花型和大小會影響花朵的能量嗎？

我們常會把自己的判斷、好惡與情感，不知不覺加諸於所看到的花朵身上。於是我們說：這朵花長得「整齊端正」，正面能量比較多；那朵花很「大」，能量比較強；花型「歪扭」，能量可能扭曲；太「小」的花，就沒有什麼能量……。

其實，在花的世界裡，並沒有大小、美醜的分別，她

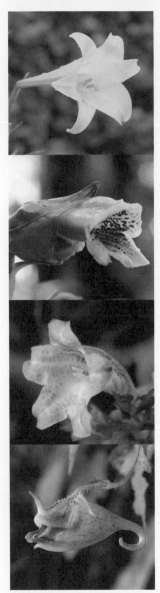

（由上至下）
百合花
台灣角桐草花
馬藍
紫鳳仙花

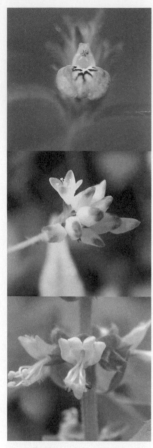

（上）「爵床」花像米粒大小，治療深層憂鬱
（中）精緻小巧的「刺蓼」，修復破損的能量場
（下）「九層塔花」細小到幾乎看不到，卻具有純陽的大能量

們都散發獨特的頻譜，可以呼應人不同的情緒與個性，協助我們進行平衡與調理。就好比我們每一個人長得都不同，並不是只有漂亮或高大的人，才是正善之人，我們許多人也許沒有美麗的外表，卻都有一顆善良的心，持續為周遭的人、社會、環境、世界貢獻一己之力。

矮小的台灣角桐草花，沒有高大的梅花那樣端正清麗的外型，不但花型不對稱，花心還布滿了大小不一的斑紋，擁有獨具一格的外表。但她卻能夠快速平撫焦慮，使人進入清靜的空間，筒狀的花萼，引領人重見生命的美好光明。九層塔花細細小小的，花瓣也不對稱，但潔白的光擴散開來，能調和陰陽，她具有純陽的大能量，能斷邪見、破邪氣。還有前面提到的白芒花、薰衣草，花朵都不大、花型結構也很獨特，但她們都具有難得且特殊的療癒特質。

如何因應豐富的人心變化，架構出完整的花能量療癒體系，針對人們不同的情緒心靈狀況，提供最適切的花朵能量，最是重要。我們應該放下「以人為中心」的思考與評價，包容接納萬物本質上呈現的多重面貌，開心領受花朵千變萬化的特質，以體透花朵蘊藏的奧妙智慧。

打開心，學習花能量鮮活的智慧

花朵為了適應環境而演化出各式顏色、花型特徵與習性，她們高度適應環境，隨順自在展現自我，內外協調一致的精神令人讚嘆。透過花朵外型、顏色、生長習性與樣貌等綜合剖析，比較能夠瞭解花朵的訊息特質，以

及她對人的獨特作用與影響力。不過這樣的分類與歸納僅只是粗淺的區別，實際應用鮮花療法時，每一朵花還有更細微獨特的訊息，有些需要整理、有些必須淨化剔除，將花朵訊息調整到最佳狀態，再傳導至人體能量場，才能發揮她最大的功效。這些都需要具備細緻的訊息分辨與轉化能力，才可能做到。

從鮮花療法時期，我就開始匯整花朵的特質，為了在運用花朵能量時，保持一貫的靈活度，我只做了彈性的歸納。然而基於方便學生或大眾瞭解，在演講或課堂上解析花語時，我總是先讓大家看到花的圖片，引導他們一步步從花的外型特徵、生長環境等，歸納出花朵能量的梗概特質，甚至搭配花精能量的實際體驗。這樣的方式的好處是，讓人印象深刻，難以忘懷。

每回演講或課堂上，總是會有人很直率地問我：「你的花語是怎麼解出來的？」也許大家想得到的，是一條最迅速簡便的捷徑吧！其實宇宙自然運行是有一定的道理的，天地之外，還有無盡的虛空，人非常渺小。自然界的一草一木、蟲魚鳥獸、巨石山川甚至日月星辰都是可貴的生命體，我們應該以尊重、平等的心對待。花朵當然也不例外。

花是活生生的生命，她們的智慧並不亞於人類，人會因為慾望或各種習性而沉淪、痛苦、迷失，花並不會，她們隨順環境變化，安然而樂天的定性，純粹愛與自信的能量，都是我們可以謙卑學習的。當我們打開心量，以真誠與花能量共處，自然能與之相應共振，直接學習到花訊息所傳遞出來的鮮活資訊。

花語
的誕生

每當有人問我，是如何將花語解析出來的，我只能簡單回答，是從「花祕密」管道所讀到的訊息。就像從花能量空間擷取訊息一樣，我從這個管道將花訊息接引給具有解讀花語能力的人，讓他沉靜下心，透過先天靈敏的特質來解析花語，再加上我對植物花朵特有的直覺感受力，一朵花的「天語」特質就被解碼開來。

自從我的妻子秋敏無意間「看見」宇宙花能量場後，她對花朵植物的好奇被開啟了，也開始對我的花精研究有著濃厚的興趣，我們有了共通研究的新話題——「宇宙花場」。自然她就成為花的最佳代言人，我請她透過先天敏銳的體質來體驗訊息、解析花語。

從小秋敏對「宇宙存在奧祕」就很有興趣，喜歡打開心靈，自由雲遊「意識海」，那兒有著她可以感知的寬廣宇宙世界。秋敏的直覺力強，聯想力豐富，創造力獨特且纖細，又因為體質敏感，容易受磁場波動影響，過去常需要我幫忙清理、轉化受干擾的訊息，也因此激發我去探尋、研究一些未知的可能訊息。花能量成為我們研究宇宙的新話題後，出門走在路上，看見特別吸引人的花，我們會駐足欣賞研討一番，花成為陪伴我們出門、訪友的最佳插曲，那是一種意在言外的幸福。

我們的花語解析方式

我通常在花朵要被選取為製作花精的母株時，已直覺感知花朵的情緒特性，初步解析出花語，但為了慎重起見，還是在花訊息能量完整展現之後，再度深入解析花語，一方面，確保擷取訊息收錄的完整性，另一方面，

則可以在純淨、無干擾的環境場裡，準確地解析花語，再次獲得客觀的驗證，花精的精神特質和情緒的作用才能正確無誤的傳遞。

　　進行花語解析時，我們必須在一個很安靜的空間，而且我會事先淨化這個空間的訊息，讓空間處在一個潔淨的花能量場中。首先我請秋敏閉目靜坐下來，將心開放，抽離主觀的感官意識，再共同默禱、誠心祈請宇宙花能量場的祝福，以一顆虔誠單純的心進行花語解析。

　　秋敏解析花語時，都是在不知道花名的狀況下進行。她先閉上雙眼，再伸手拿花精，雙手握住花精瓶身放在丹田處，此時我再將宇宙花場的訊息接引下來。解析方式分為幾種意象，她可以「看見」、「感知」花朵生長的環境、花朵的光譜變化、花朵訊息連結的管道與層次、花朵正面的精神特質、對治的負面情緒、身體能量傳導的脈絡走向、生理的症狀反應、特殊療癒方式等，由以上幾種方式去綜合分析出花語。

合作解開野薑花的花語

　　秋敏「看見」、「感知」的花朵訊息，與真實眼睛所見到的花朵，具有相同的特質。舉例：在解析野

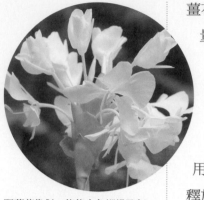

野薑花像似一隻隻白色蝴蝶飛舞

薑花花精的時候，她告訴我，這花精擁有一股清涼的能量，她看見花苞中飛舞出一閃一閃耀眼的光亮，像一隻隻金色透光的蝴蝶滿布眼前。我心想對了！她已經「看見」野薑花了。過了些許時候她又說，她感覺頭上長出好多個花苞，然後速度很快開出一朵朵的花，像是蝴蝶從腦中飛出，馬上使人有醒腦的作用，一時間腦中的壓力減輕，有種莫名的壓力瞬間被釋放掉，看待眼前的事物變得很輕鬆……。

依據秋敏的解析，加上花朵與植物在成長過程中，展現了高度智慧所蘊含的特質，我可以從花朵的外型、顏色、構造、植物的生長習性、環境，以及與周遭的互動方式分析、歸納、研究出花語。我判斷野薑花的能量走在頭部，因為她圓圓的花柱外形酷似人的頭腦，而野薑花生長在沼澤地，植物親水性高，粗粗的莖可以吸取大量的水分，讓高聳的花柱得以滋養開花，散發出陣陣誘人的清香。

在中醫的醫理，腎臟屬水，腎水不足，會使人的腦部能量混濁，頭腦不清晰，注意力渙散，由此更可以推論植物的親水特質，使花朵水分足夠開花，水訊息能量具有滋腦效果。而散發出的濃郁氣味，有醒腦、活化腦細胞能量的作用，可以平衡腦部「當機、塞車」的現象。

秋敏解析花語的過程中提到，她發現野薑花的能量行竄速度很快，並沒有出現過多的情緒反應，證明花精清理濁氣作用的速度很快，她所對治的情緒是淺層的現實面，而非複雜的情緒或受創的心靈。像是學生的功課壓力、上班族的工作壓力等等，這類暫時性的現實問題，

都能夠解決，使身心靈快速達到平衡。

呈現花朵完整鮮活的訊息

綜合以上這些象徵性的意象，可以完整解析出花朵的精神特質與情緒作用。當然，也可以透過清晰的直覺力，直接將花朵的精神特質、平衡對治的負面情緒用口述方式直譯出來，或者直接解讀花朵的訊息，但是這缺乏一種發現的樂趣，也缺乏更多問題的延伸探討性。

所以，通常我喜歡秋敏用她獨到的功力，讓腦中自然呈現「象徵」式的意象，這會比狹隘文字的敘述，來得豐富且寬廣。當花朵的象徵精神奧祕解開之後，再運用我對植物直覺的觀察、認知力，總和分析解出花語。我曾經把已經解出的花精，拿給體質敏感但情緒多重的人測試，發現解出的情緒作用條理不清，顯然解析花語的人除了具備對訊息敏銳的感知能力之外，更重要的是心靈意識的清明、單純，以及超越個人侷限的寬廣度。不過藉此我也可以瞭解到，花精對不同特質的人會產生靈活的作用。

當花能量訊息被完整擷取製作為母精後，進入花語解析。母精經過一連串完整的訊息解析確定後，方可再進行下一個步驟，在一定水、酒倍數稀釋與震盪下，與花精達到最完整的結構組合，再將花精裝瓶成滴劑，測試訊息能量和原來母精的訊息是否完全符合，在完整沒有雜訊能量的干擾下，一瓶最精準共振人體電磁場的花精才製作完成。有關於花精的製作細節，我會在本書中另行介紹。

體驗
花朵鮮活
的能量

親自走進大自然中，體驗花朵與大自然間的相知與共融，是很令人感動的一件事。花朵植物如此自在地融入生長的環境當中，無論刮風、下雨、烈日當空或者天寒地凍，她們依然長保安然入定之姿，不受絲毫的干擾，全然沒有挫折、煩惱等負面情緒的波濤。

雖然隨著台灣花精問世，花精製劑使花朵能量便於保存，且方便取用，療效持續性又高，因而取代了鮮花療法。但我仍然不定期在各式場合中，讓參與者體會鮮花的能量，透過活生生的花朵，讓大夥兒親身感受到花與大自然間深連的關係。

我喜歡帶領學生走訪山林之中，進行鮮花療法的體驗。也許是師生之間相互為伴，大家的興致高昂，我們從不在乎天候是晴是雨，即使在寒流雨中出遊，也從未聽過有人抱怨雨天的濕冷或不便，反而我們更真切的從大自然裡學習到寶貴的經驗。

雨天的花朵，乍看之下因為被雨水淋透，而顯得殘破不堪，仔細觀察，你會發現有無數的花苞持續生長著，每一刻都有新的花朵在風中雨中怡然盛開。想想她們在連綿的雨季，依舊頂天立地，昂首接收天地的滋潤，不需要像人一樣費心撐傘，心情也完全不受天時氣候的影響，總是保持著一貫的安定、平

戶外鮮花療法體驗金蓮花的訊息

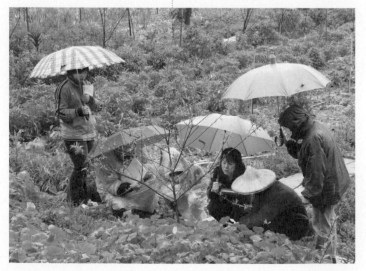

和，如老僧入定，明知花瓣免不了因為雨水淋透而提早
凋萎，卻依然活潑地陸續開展花苞，承接天地之氣，誠
摯地頌讚大自然的洗禮，那渾然天成的圓融姿態，讓人
自嘆弗如。

　　這就是我們需要與自然共處、向花朵植物學習之處！
透過鮮花療法，我們可以和花朵有親密的互動，深刻體
會花朵和大自然、和宇宙間的互應關係，藉以回歸到人
最天然的健康本質，也打開更寬廣的視野，以更正向積
極的態度來面對生命！

放眼心界，感受宇宙造物的神奇

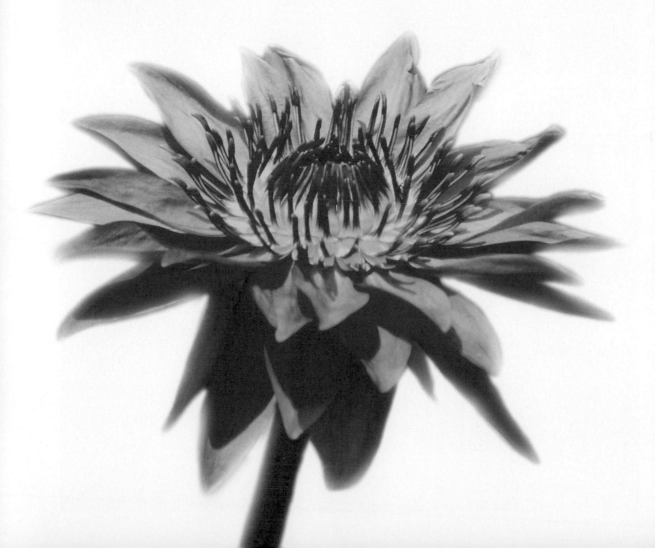

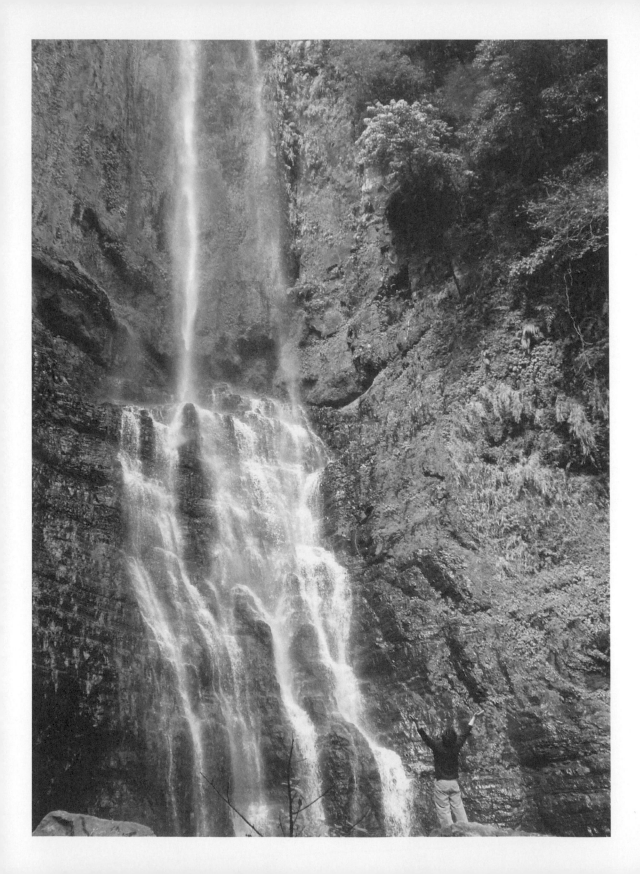

我們因為花而看見自己

為了讓大家更直接體會花能量的美妙，確信花跟人的心智是互通存在的，鮮花療法在台灣花精正式問世之後，並沒有被淘汰不再運用，反而成為有力佐證花能量存在的事實。

我利用鮮花療法，讓參與者沉靜明心選出他所喜愛的花，先仔細觀察植物花朵的構造，再將花彩繪出來。在畫花的過程中與花訊息深入共振，激發心靈意識微妙的變化，發現自身念頭的起落，在觀照心思的變化後，將情緒忠實記錄下來。等到做完花能量訊息傳導後，靜下心細緻體會，我們會真實的感覺花能量對身心的調撫，記下身心靈的轉變，等到花語解析公布時，總令人不得不承認花朵與人的心靈有多麼微妙的關係，植物和人皆是具有高靈智慧的展現，讓人放眼心界，感受到宇宙造物的神奇！

鮮花療法除了能讓參與者清楚感知花能量，激發心靈意識微妙的變化，從而發現心靈的問題；由參與者所選的花，也可以幫助我很快瞭解到他目前的情緒狀態。通常我會先讓參與者清楚花朵、花精對身心靈的作用，再安排室內「鮮花療法」，與戶外「鮮花療法」的體驗，而花精與花舞體驗穿插於其中，讓他們多方面體會花能量的療癒特質。

當我們不清楚花與自己及心靈的關係時，先由室內幾種鮮花的賞析開始，在沒有外在環境干擾中專注地進行，體驗花真實的力量，帶著對花能量的尊重與信心，會讓心靈的成長蛻變得更快。等到戶外鮮花療法進行

（左頁圖）敞開心，與大自然一起呼吸

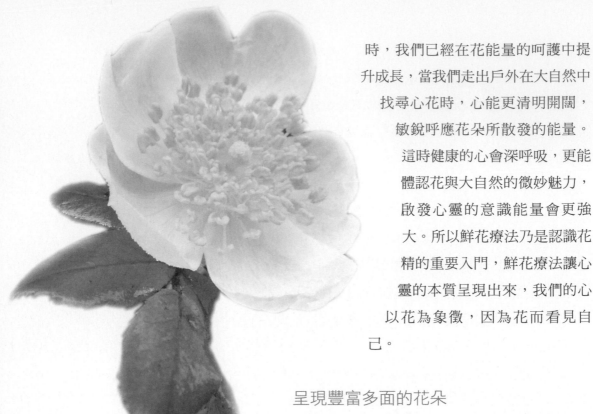

時，我們已經在花能量的呵護中提升成長，當我們走出戶外在大自然中找尋心花時，心能更清明開闊，敏銳呼應花朵所散發的能量。

這時健康的心會深呼吸，更能體認花與大自然的微妙魅力，啟發心靈的意識能量會更強大。所以鮮花療法乃是認識花精的重要入門，鮮花療法讓心靈的本質呈現出來，我們的心以花為象徵，因為花而看見自己。

「高山薔薇」啟發心靈的意識能量

呈現豐富多面的花朵

室內鮮花療法的體驗，首先我必須挑選植栽在盆中的鮮花，不但方便移動，而且傳導完花訊息之後，花朵仍舊可以鮮活地綻放，植物的生命力延續著，不會因人的私心掠奪而犧牲。

選擇人工盆栽的鮮花須特別注意訊息的整理。大量栽培的植物，主人所給予的愛有限，她們被附加金錢交易的目的性而成長，所以買回時，我會先整理、轉化掉植物不平衡的波動，包括：農藥、化學肥料、催花藥劑等人為訊息，讓花的能量恢復自然健康的展現，讓植物受到像貴客般的尊重、關愛與祝福，在細心照顧下、讚美聲中，安心成長，釋放花朵的「至愛」力量，然後再提供做為鮮花療法的素材。

選擇的盆栽條件：鮮花花朵完全綻放，植物特性、花朵外型、顏色差異性大，這樣可以使參與者在選擇花時有鮮明的條件區分，能突顯不同個性的心靈樣貌，提供做鮮花療法的相互比較，充分發現花朵多面的豐富性。

花是心靈的明鏡

從我們平常對花的感受，即可覺察到我們的心靈狀態。如果不太感受到花的存在，可能平常是輕忽自己內心的感受，對於愛人與被愛是冷漠的，也不注重心靈層面的耕耘；如果看得見花又無心駐足欣賞，可能是內心的不安早已被現實生活壓力淹沒；看見花卻怕花凋謝，也許是我們內在有深層的悲傷，對人生保持著悲觀的態度；而只喜歡特定的花或偏好幾種花，意指自己對內心的失衡狀態有自覺，希望利用某些方法來調適情緒；對花總是心喜也懂得欣賞、讚美花朵的人，心靈的能量清靜，有一顆願為愛而付出的心，人生的態度是樂觀的。

感受到花的「開心」或「哀傷」？

有人問：「我也可以感覺到花是開心或哀傷嗎？」其實花之所以能成為療癒人心的心藥，正因為她是植物智慧昇華後的意識能量。花朵表現的純粹是植物的正面精神，當植物健康、正面力量強時，花的展現力就更美，健康的植物讓花朵訊息更能發揮愛與自在的能量。每個人都有一顆「初心」，而花就好比我們的心靈（初心、良心）一樣聖潔，沒有人的心靈是絕對邪惡的，即使我們的心念再壞，仍舊存著善、美的本心，如果做了壞事，任何

人都逃不過自己良心的譴責。

我們覺得花朵看起來很憂鬱，事實上是花朵訊息調動出我們憂鬱的情緒，讓我們看到了自己內心的憂鬱。我們以為接收到了花哀愁的訊息，但說不定，所感受到的是身旁的那棵樹，或附近的岩石，甚至是旁邊調皮小精靈的訊息。天地萬物皆由能量組成，都會散發訊息和波頻，只是看當時，我們的情緒狀態和哪一個頻率共振相通。提醒大家，應該把注意力先放在自己的感知上，透過花而清楚看到自己的心（見花明心），你會發現你的心靈世界許多耐人尋味的地方。

我們為何會共振到花的負面特質，而產生負面的情緒呢？其實嚴格來說，這個部分是植物未昇華為花之前的精神特質。植物為了生存，本能就有一套自衛自保的求生機制，這機制就像人為了使生命有所延續，而衍生出慾望、私心及小我一樣，心靈意識也因此必須承受諸多物質慾望的考驗。

由於心靈受苦，人開始懂得追求、提升心靈的轉化力量，因為體悟人境的苦海而離苦──就像植物不為現實環境所動，仍然用純潔美麗的花朵，時時散發、傳播宇宙至愛的心。所以每個人見到花，都會反應心靈的真實面，或反照出心靈的創傷，而植物用智慧、花用愛，教人走出創傷，展現生命的契機。

鮮花療法的步驟與原理

這一回的室內鮮花療法，我準備了五盆花，分別是海棠（黃花）、彩鐘花（紫花）、瑪格莉特（淡藍花）、仙克蘭

（粉紅帶淡紫花）、矮牽牛（粉紅花）。請翻開第 70 頁，選出你喜歡的花。

　　我將這五盆花擺在教室各角落，請參與者先用直覺作花朵賞析，賞析這五盆花帶給自己的感覺，然後坐下「沉靜明心」，瞭解自己現前情緒的癥結，以虔敬的心「祈敬花場」，感謝宇宙花場給予愛的能量，開心領受這美好的潤澤。

　　做完這幾個步驟後，參與者就可以再次認真賞花。「尋花互應」是找尋與自己內在心境共振的花，也就是感覺自己最喜歡哪一盆花，這時就可以坐在花邊，用心端詳植物的全貌，花朵樣態、枝梗走向、葉子脈絡，從花苞到全花盛開，花朵是如何依續呈現姿樣，特別是花朵的顏色、花紋的分佈、花瓣的開合組成、花蕊的伸展等等。當我們賞析花的同時，花的能量也正因我們的開心領受，而與我們的心靈交會，共振訊息。此時我們一邊彩繪花株，一邊傾聽內在的聲音，當內心未平衡的波動因花的訊息而調動時，我們會覺察到自身情緒變化的過程。

　　進行「彩繪花株」時，很多人第一次如此靠近看到花，舉起畫筆會猶豫不敢下筆，怕太久沒畫畫，畫不出來。但是當我們一筆一筆描繪出花朵時，心靈會與花的能量共振，彷彿有股創生的力量由心底冒出來。在繪畫花朵的過程，花的純淨訊息給予心靈重整的安定空間，我們的念頭會變得清明。當我們完成畫作時，除了見識到自己繪畫的潛能外，很多深藏入潛意識的不平波動，也會藉手的繪畫訊息傳寫入畫中。描繪花朵的姿態角

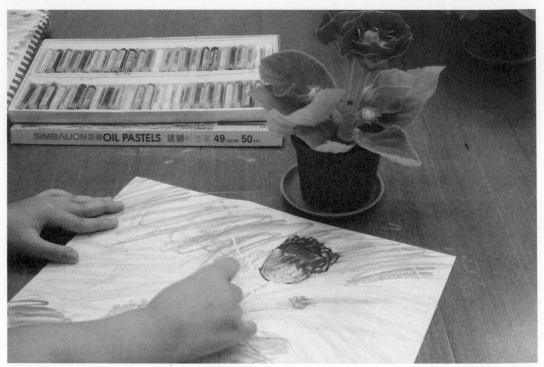

彩繪花株的過程中，花的純淨訊息給予心靈安定的空間

度、彩繪的用色、整體構圖、筆觸運作等，都可以顯現每個人獨特的心靈意識，也同時藉花看清自己內在紊亂的心靈漩渦。

安定是每個人渴求的心靈祕境，發現、正視情緒的問題，才能使花朵訊息快速進入修護心靈創傷，平衡情緒問題。繪畫完成後，請大家端坐靜下心來，進行「花訊傳導」能量淨化，靜待我傳導花朵訊息，讓每個人真正與花進行深層的心靈交流。

花朵本身已具足植物原有的能量，我只利用鮮花為天線，傳導連結宇宙花場，讓花朵訊息結構更活躍且細緻。花朵訊息進入人體的電磁場，充分精準地展現愛的力量，激發且轉動心靈的能量，在靜心調癒時，彩繪花

朵過程中被牽引出的情緒波動，會因為花的愛而受到撫慰，產生修補心靈創傷的動力，我們會感受到一種失落已久的寧靜安詳，開始安住於心。

　花朵無私地為人展現愛，人因花的訊息而感知美的存在，原來心靈受花的淨化後，就會如同花瓣般層層綻放，進而生起對大自然的敬愛，以感恩心「回饋花場」，重新以平等尊重的態度看待一草一木與大自然界。

　「花之讚」是人經過花能量的洗滌之後，心靈感知到花朵存在的神祕力量，而發自肺腑的禮敬花的無私奉獻。我們可以經由歌唱、舞蹈、詩詞、話語的歌頌，讚佩花為人間傳播愛，人間因花的點綴而充滿力量。感謝宇宙造物的神力，讓花四處開放，治癒複雜的人心。當我們在繁忙生活中，看見花也同時遇見心靈的美麗，我們欣賞花朵時，剎那間便回歸初心的善美本質，有一種純淨、自在與喜悅的振動頻率悄然而起，這就是心靈展現愛的真正原型。

（右圖）花訊傳導前，畫者只看到放大模糊的花
（左圖）花訊傳導後，與花朵訊息連結，整株花的結構變得非常清晰，顏色也較為鮮明

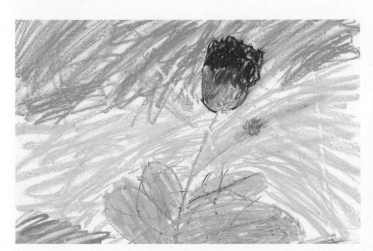

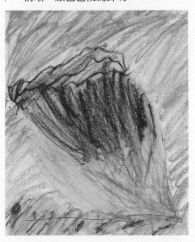

哪一種花和我最速配

在此讀者可依書中花照片，在不知道花語前，用心感受選出一種與心相應的花，也可以逐一記錄其他花帶給你的感覺，來趨花能量的心靈探索，你會更清楚知道花能量的作用，瞭解目前情緒與心靈的狀態，幫助自己釐清情緒問題。花語會在下一節逐一公布。

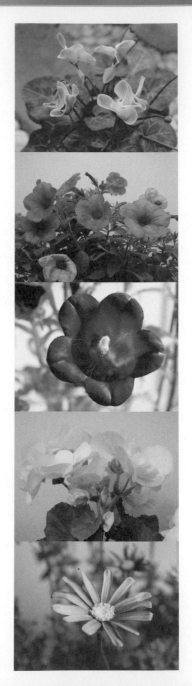

（由上列至下列）
仙克蘭
矮牽牛
彩鐘花
海棠
瑪格莉特

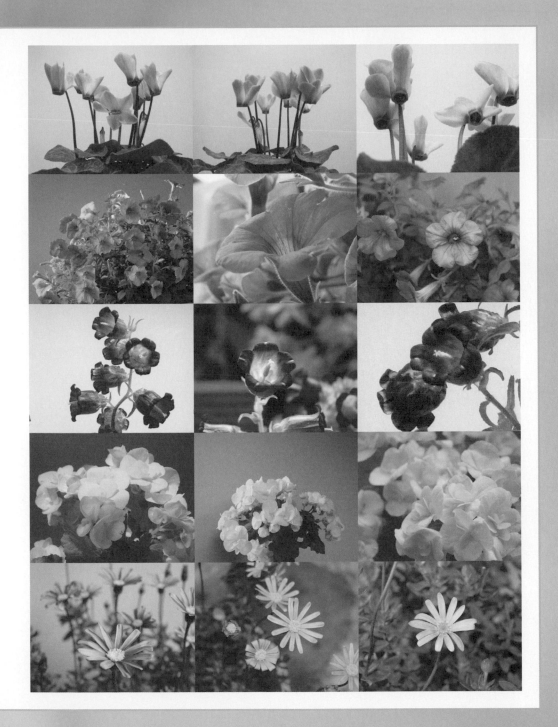

五種花語所對應的情緒

瞭解鮮花療法的步驟及原理之後,接下來是鮮花療法運用的實務說明。讀者可以從心靈的角度出發,看看選擇的花如何呼應身心的微妙關係,以花來印證人心靈意識的現境。

我在進行鮮花療法之前,已先解析出各種花的花語特質,也可說是花的個性,參與者都是在不知道花語的狀況中,選擇喜歡的花,所以當他們選定心花時,我馬上可以知曉他們會共振到此花的心境,是呼應花的正面特質還是負面特質。更進一步,可以由花畫中解讀出個人的訊息,或者由花能量傳導後,個人的心境變化,判讀更微細的心靈或情緒狀態。

由花畫的訊息可以先判斷出心靈共振的正負面,畫作整體構圖條理分明、花朵線條清晰、顏色豐富細緻、筆觸流暢大致是共振花朵的正面特質,反之整體構圖感受不鮮明,花朵、顏色、筆觸等混亂不協調,即是共振內心的負面情緒特質。

因此做完花訊傳導後,參與者說出的感受更可以確立共振的面相。接受正面特質共振傳導後,心靈能量會馬上開暢,有一種身心平衡的喜悅感。接受共振負面傳導特質的人,因情緒的觸動,使身心產生修護前的不適反應,但這些反應只是觸媒作用,共振調伏內在不平的情緒波動之後,很快的不適感會消失,讓人心生愉悅,而作用時間的長短,依個人創傷的深淺,與是否正視情緒問題的心態有關。

花語解析實例

參與此次鮮花療法共二十五人,有五盆花供他們選擇:粉紅帶淡紫花－仙克蘭六人、淡藍花－瑪格莉特九人、黃花－海棠三人、紫花－彩鐘花三人、粉紅花－矮牽牛四人。

我透過宇宙花能量場訊息,解析出花朵的正負特質與情緒的對應,再綜合研判花朵氣質、花朵顏色、花瓣展演、花蕊布局、花型結構、花朵與枝葉、植物與環境、植物與人等,深入解析花語。

以下我用簡單概略性的方法,由植物、花朵外型來解析,使大家比較淺顯易懂瞭解花語。但在此我必須先強調,

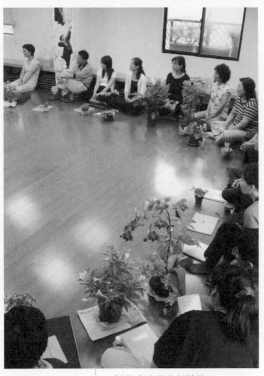

鮮花療法的進行情境

並非所有花朵都可以一成不變運用以下的方法解析,真正精準共振情緒的花語,以先天花場訊息為主體,其他花朵外在條件為輔。就和人一樣,同是一家人,遺傳基因、長相、生活方式接近,但個性可能完全相異。

植物和人一樣,必須深入瞭解,才能發現每一種花獨特的生命氣質,解析越精準的花(語)共振情緒的契合度越高,能夠快速解除情緒的癥結。這也是我堅持每次擷取花精之後,一定要重新解析花語的原因,可以避免落入一成不變的模式中套用,而扼殺了每棵植物生命的活潑度。這個部分,我在第152頁「花語的靈性智慧」做了說明。

一、粉紅淡紫仙克蘭

開心幸福仙克蘭

滿足被愛心歡喜

第一眼見到仙克蘭，遠遠挺出葉子的花梗，把花撐得高高的吸引人，飛綻的花瓣朝上，將花心無保留的掀開，像似在空中飛翔中的雲朵。使人感覺心情也跟著飛揚了起來，象徵人的心靈，喜歡自由不受約束，常有天馬行空般的想法。淡粉紅帶一點淡紫的花瓣顏色，給人甜蜜幸運的能量。花訊息能量作用於外在的表現，會給人心花飛舞的力量，輕微調動淺層的情緒反應，很容易令人有幸福的自由感，不會調動深層的心靈創傷。

誇大飛揚的花瓣全掀開見底，讓整個往下的花心，可以全部坦露出來，像是我們很開懷時不設防的心。仙克蘭花朵飄散著淡淡清香，誘人接近她，就像一個人開心，快樂的氣氛容易感染人，自然散發人性善良、可愛、單純的能量。因此生意店舖喜歡擺設仙克蘭，用她誇張飛揚的花型與開心的訊息，招引顧客注意，使生意上門。仙克蘭展現她自在且親切的一流魅力。

第一次見到仙克蘭的人會有兩種反應。正面特質反應的人：心情馬上開懷，有一種開心快樂的幸福感。這種特質的人沒有過多情緒煩惱，個性直接、單純，做事不喜歡拐彎抹角，很容易因滿足而開心，沒有什麼心眼。而沉醉於戀愛中的人，對於仙克蘭也會有好感，共振到花幸福而被愛的滿足能量。

另一種負面特質反應的人，會覺得這花怪怪的。乍看以為花心在上方，但仔細一看，怎麼這花心朝下，花瓣

往上掀翹，似乎開得有點過頭囉！會有這種負面感覺的人，害怕心靈的脆弱面被看見，容易壓抑情緒，個性小心拘謹，與人交往會保持距離，以保有自己的隱私，怕被人看穿心事。或是認為自己人緣不好的人，也不容易欣賞仙克蘭。用仙克蘭的花朵來療癒具有負面特質的人，可以使人打開拘謹自限的心，容易快樂而滿足，能開懷展現自在的笑容、散發魅力，當然人緣會更好。

「仙克蘭」讓人有一種開心快樂的幸福感

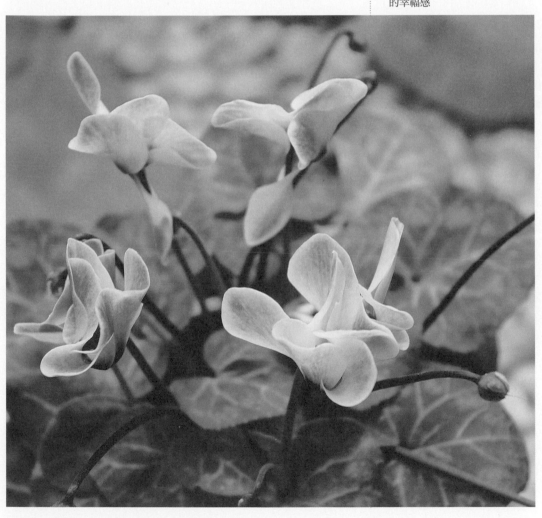

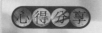

莉娟——是一個很能面對自己情緒問題的人，她可以因感動而放聲大哭，個性直接、單純、溫柔，很容易打開心親近人，你可以很快成為她的朋友。

我選擇仙克蘭，我也很喜歡粉紅矮牽牛，但不知怎麼還是選了仙克蘭。一開始對畫畫沒有信心，所以有一點排斥，可是越畫越有成就感，覺得自己可以做到。

老師進行花訊傳導、轉化過程中，一開始我有一種消極的想法：覺得自己怎麼不多愛自己一點，也感覺我不夠瞭解自己。不久之後，開始有了新的想法，覺得每個星期花一天時間，從南部上來參與心靈成長課程，沒有家累，不用做家事，什麼事都不用擔心，這種感覺真是滿好的，這時心情終於舒坦了。

我們透過畫下選擇的花來認識自己，當花朵訊息共振到心靈層面時，花朵就好像一面鏡子，讓人看到自己的內在世界。花的正面訊息不斷帶給人能量，漸漸的，人會轉化情緒，感受到一種喜悅、安心與寬懷。

慈昱——個性直接不造作，沒有過多的煩惱，天生熱情助人，認為花精是個好東西，樂意逢人分享。

我很直覺就選仙克蘭，因為她給我一種簡單脫俗的感覺，雖然她長得一點也不像蓮花，卻會讓人聯想到她。仙克蘭的花跟蓮花相似的地方是，花和葉子是分開的，雖然是同一株植物，花卻離葉子遠遠的。我喜歡這種簡單、清新、沒有負擔的感覺。

老師花訊傳導時，我突然聞到陣陣的清香，奇怪！在畫花時，怎麼完全沒有聞到？！這香味讓我感到想要安住在裡面，怎麼也不想動。可是後來我感覺有一股氣直往上提，就像一朵朵花不斷在心頭盛開，可是開的不是仙克蘭的粉紅色，而是白色。最後我做了一個禮敬的動作，感覺自己很感謝她，所以做了這個動作。

給花朵祝福的話，我畫了一個盆栽，上頭開滿了「愛心」。代表我心中的感動。

蓮恩——熱戀中的女人，酷酷的表情，不過內心溫暖，開起玩笑很有趣。

我通常都會選紫色的花，但這次不知道為什麼，就覺得仙克蘭很特別，所以選擇了她，我

自己也莫名奇妙，我這個人不太可能去選粉紅色的花啊。我不太會畫仙克蘭，因為她的花朵形狀黏在一起，不像藍瑪格莉特那麼清楚，我畫了幾朵花，好像沒有畫葉子，不過我有注意到，葉子形狀很特別，脈絡很清楚。

老師花訊傳導時，我沒有情緒的起伏，身體有氣流在跑動，感覺很舒服！老師講解之後，我才發現，喔，花跟葉子真的分得很開呢！

初戀愛的人開懷、開朗，樂於分享，任何事物看起來都格外浪漫。蓮恩一反常態，選擇粉紅色的仙克蘭，其實是共振到花朵幸福飽滿的能量。

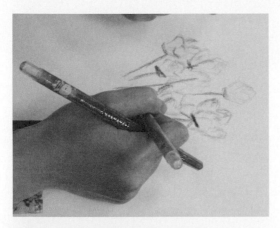

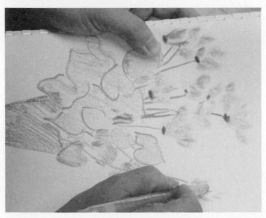

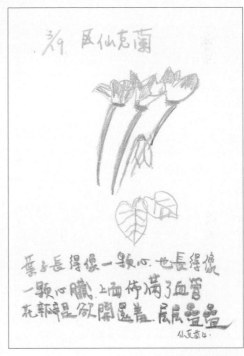

（左上）莉娟的畫
（左下）慈昱的畫
（右）蓮恩的畫

二、藍花瑪格莉特

掙脫壓力　釋放情緒

回歸真我　表訴真情

　　瑪格莉特是大家熟悉的花，輕盈簡單的花樣，使人心有灑脫自在外放的舒坦感。瑪格莉特花有好多種顏色，而花朵顏色不同，療癒的情緒面相就不同，藍色花療癒的情緒與現實生活面有關。花朵在晚間會將花瓣由外端往內捲，讓人誤以為花要凋萎了，其實她跟人的作息一樣，等待明日太陽出來，花瓣就會再度三百六十度展開，迎接新的一天。這花接收太陽光波，而非其他的電磁波，與我們的生活同受太陽的影響。

　　解析出花語，花朵的能量作用於頭部，可以清除紊亂的腦波，化解現實壓力的情緒。藍花瑪格莉特對應的，是我們清楚、每天都必須面對，而無法馬上解除的現實問題，例如工作、生活、金錢、課業壓力等。這些壓力會使身心靈能量日益耗損，情緒容易煩躁、不安、耗弱、沮喪等，這是忙碌的現代人的文明病。藍瑪格莉特對於壓力的紓解，有很好的平衡能量。

　　二十五位參與者有五種花可供選擇，卻有高達九個人選擇藍瑪格莉特。這顯示大部分的人傾向於先面對當前現實面的壓力，平衡之後，才會注意到心靈創傷的療癒，也才會進一步深入心靈意識的覺醒與提升。所以大多數的人會選擇這盆花，是我預料中的情況。

　　花朵由眾多繁雜的枝葉中挺開出，有掙脫煩憂，汲取新鮮空氣的特質。而植物枝葉生長的細密度，像極了生活的壓力帶給我們的煩亂感，所以許多學員在畫葉子時

容易感到心情煩躁，原本以為藍瑪格莉特是最容易畫的
花，結果仔細觀察到葉子時，反而起了煩惱心。

　　這時潛伏的情緒會被共振而浮現出來，迫使我們清楚
面對情緒波動，當我們再次見到花型、花朵色澤，這種
單枝生長、飄飛於葉部之上，最簡單、乾淨的花朵，就
會想要掙脫現實，進入自我想像、幻化的世界中。這花
的能量，可以讓人回歸現實，重現生命力，學習用最簡
單的心應對生活，可以在壓力之中透氣、深呼吸，展現
自我的存在，達到情緒平衡。

「瑪格莉特」讓人透氣、深呼吸
放鬆，學習簡單過生活

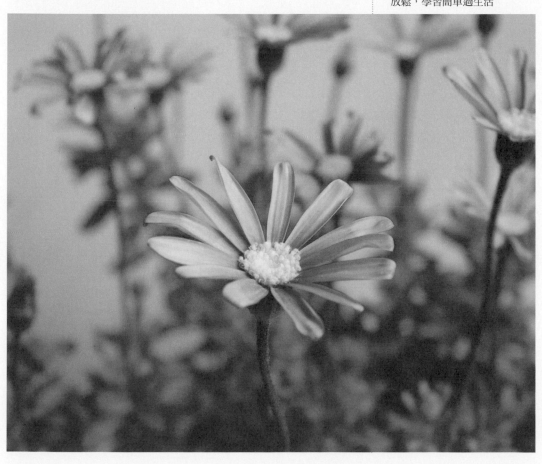

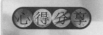

愛蘭——學員中年紀最長，歲月刻劃的面紋中，有一種媽媽的笑容。

　　剛開始就很喜歡瑪格莉特，但又發現其他花也很漂亮，變得有點不知道要選擇哪一種。本來我只畫了一朵花，在寫心得時，卻發現她好孤單，所以又畫了一朵在旁邊陪伴著她。

　　老師花訊傳導時，我盡量讓自己放鬆，可是不知怎麼，居然從心裡嘆了兩口氣，心情湧上來，就哭了出來。抒洩過後，頭開始逆時鐘轉，這時情緒斷斷續續湧現，感覺悲從中來，我沒辦法控制自己的哭出聲。最後雖然感覺情緒比較舒緩了，但內在的悲傷感覺還在，我自己也不知道怎麼會如此，我以為自己應該沒有那麼悲傷才對啊。

在畫花的過程中，愛蘭就感受到內心的孤單了。當花朵訊息共振到她的心時，她自然而然會想要紓解長期壓抑的悲傷。過去，她把某些事件所衍生的情緒壓抑了下來，以為已經事過境遷，但花朵訊息將之調動出來整理，所以她以哭泣來紓解多年來的生活壓力。

麗萍——待人客氣，眉頭總是深鎖，有一種淡淡的憂愁，孝順的兒子為她安排了鮮花療法的體驗，希望媽媽在花朵的幫助下，能更快樂的生活。

　　看到瑪格莉特，她的花是敞開的，覺得她的心胸很開闊，能夠包容萬物，所以我就選了她。最主要的原因是我不太會畫畫，她看起來似乎可以簡單的畫出來。可是畫到一半我就覺得畫不下去了，怎麼底部葉子看起來這麼繁雜！那時，我的心情很混亂。

　　老師花訊傳導時，我一直想要讓自己放鬆去感受，漸漸的我感覺頭部開始脹脹的，胸口也悶悶的，我在想自己是不是太過壓抑了？

麗萍的面容有一股悲傷的哀愁，整個人顯得拘謹而脆弱，這次鮮花療法，她已經覺知到自己過度壓抑情緒的現象。對能量的感受，不像吃飽飯那樣明顯，大多數時候，我們比較可以感受到身體上的變化，對於心情的轉變卻不那麼敏銳。當我們急於想要去感受時，反而會強烈刺激大腦的理性運作，而忽略身心許多細緻的變化。花朵訊息是一種開放、正向的愛能量，無論我們否真切感受到她，只要我們放鬆、安心、接納她，花朵的訊息都會敏銳的回應，在彼此之間形成一股綿密細緻的能量互動，療癒身心失衡的訊息。

鈴明──外表高大，內在像個小女孩般
　　　純真，卻又迫不及待努力長大承
　　　擔一切。

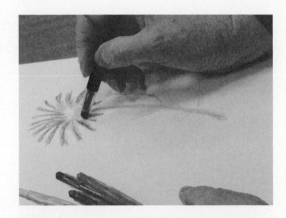

　藍瑪格莉特有一種讓人甦醒、自給自足
的力量。我在畫她的時候很想睡覺，慢慢
的才隨著花瓣開展而甦醒過來，察覺到一
個自己不清楚的部分。

　老師花訊傳導時，我才看到，原來那是
面對現實壓力，不知該如何解決的困境。
在長期的壓力下，人會因為逃避而想睡，
藍瑪格莉特的能量讓我脫離壓力，不再有
孤獨的感覺。

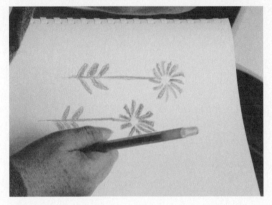

　以往接受鮮花療法，經過一個星期的時
間，能量仍舊持續著，這次我還是很期
待。藍瑪格莉特給我力量，清楚知道如何
面對生活中的困難，雖然我的力量很微
小，但她讓我知道，只要積極努力，我一
定會有進步。

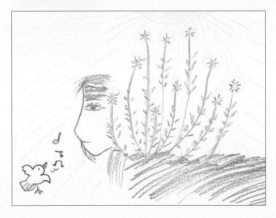

（由上至下）愛蘭的畫
　　　　　麗萍的畫
　　　　　鈴明的畫

三、黃花海棠

塑造性格 引人注意

建立定位 表達身分

在這五盆鮮花中，黃花海棠很耀眼，花朵會集結展現吸引人的目光，我們很容易被團團盛放的花朵吸引而靠近。但想要仔細欣賞鮮明亮麗的海棠花，卻會發現很難看清花朵的真貌，令人眼花。原來她並非只是一朵朵花集結綻放，而是一串串的花瓣相連，大小不一，花瓣組合的數量也不同，遠看像是一朵大花，層層疊疊的小花，有著不同的展現空間，卻目標一致對外齊放。這花朵多元豐富的外型，再加上亮眼的鮮黃色，會讓選這種花的人眼花撩亂，畫花時無法明確表現花朵形狀，越是努力畫，越是畫不清，最後塗成一團黃澄澄的花。

黃花海棠的能量訊息，可以療癒自我認識不清、過度犧牲奉獻的人，讓我們在清楚的身分定位中，像一朵亮眼的黃色花，給人光輝無私的愛。與這花相應的人，在個性上隨和，喜歡付出，給周圍的人豐沛的愛。好比大大小小豐滿盛開的花，比枝葉還要茂盛，即使花瓣從末梢凋萎，仍然會努力留在花朵上直到完全乾枯，展現生命最後的力量。

單看黃花海棠的花朵，不易辨識每朵花的獨立輪廓，好似人無法表達內心真正的想法，容易迷失自己，而失去角色的定位。就像人過度犧牲自己，耗盡所有的精力仍願意付出，而忘記自己也需要被愛。具有黃花海棠特質的人，心地是善良而慈愛的。海棠隨和的花樣，也象徵一個人的個性沒主見，常拿不定主意。花朵訊息可以

調整這類型的人，讓人瞭解自己的光明正面特質，勇於像花一樣表達自己的意見、個性，重塑自我身分的價值與定位。反之，有時候我們會過度開放，而失去了原有的表現分寸，這也可能呼應到海棠的負面特質，花朵能量會讓我們知道如何調整自我，擁有合宜融洽的言行表現。

在參與的二十五人中只有三個人選擇這花，是因為大部分的人都瞭解，愛是有條件分寸的，而且清楚自己的承擔能力。選擇海棠的三個學員，是在所有人全選好坐定位後，才在猶豫之下最後落座的。有一位同學站在黃花海棠旁遲疑、拿不定主意，最後受到別人的催促，才匆匆決定，這正符合海棠花沒主見而隨和的個性，而她是所有人中表現最大方、開朗，會開懷大笑的人；另一位是有著燦爛笑容、給人很多溫馨慈愛、最具有媽媽特質的人。所有人都定位後，最後一個學員才選定海棠，她長期以來總是過度的付出，一直在找尋自我身分的認同感，懼怕對別人表現自己的個性。

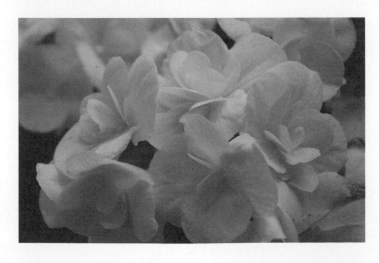

心得分享

淑葵──個性隨和樂觀、笑聲爽朗，易使人感染歡樂氣氛。

第一眼我比較喜歡海棠，可是覺得其他花也都很漂亮，我這人可能有點好大喜功，就想選海棠或矮牽牛，因為她們看起來似乎比較亮眼。最後因為被人家制止，我才停止亂跑，心想：好吧，索性就選比較少人選擇的海棠吧！畫的時候我才發現，很難去表達這個花的型態，我每次好像都只看到外表，沒有看到真正的她是如此複雜。

老師進行花訊傳導之後，我感覺頭頂好像有光，只要一抬頭，就有白色的光從頭上方照下來。有聞到一陣花的味道，這時心境安定平和，不再有花，是一片平坦，只感覺很舒服，溫暖。再度打開眼睛看到花，心裡有一種感謝，花開得太好了，謝謝。

如玫──大大的雙眸，炯炯有神，敏感多智，樂於奉獻熱
　　　　情。

一開始不知道是誰把海棠放在我旁邊，我一看到她，心裡就震了一下，可是後來看到瑪格莉特，我又很想畫她，因為她比較好畫。但又想說既然海棠讓我有感覺，還是選擇她好了。我覺得海棠好難畫，心裡想，下次是不是要先去學一學畫，再來上課會比較好一點。我真的是不會畫，因為看海棠每一朵好像是蝴蝶一樣跳動，我畫不出那種立體的感覺。我心想，海棠你的名字真美，可是我沒有辦法把你的美麗姿態畫出來！

花訊傳導之後，我再看海棠，覺得她很豐盈飽滿，有花團錦簇的感覺。

淑葵和如玫兩人共同的特質是，內在都擁有飽滿的愛，她

們都樂於讚美花，這共振出加倍豐富的能量，於是她們都感受到了花朵充沛的愛的能量。

婊妤──內斂柔美，看不出實際年齡的年輕媽媽，擁有豐富的情感，寬厚的愛心。

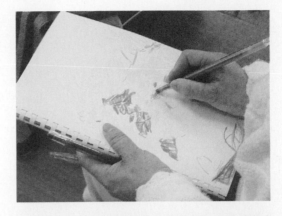

　　我選黃海棠，覺得她很飽滿厚實，很美。可是在畫時，細看花朵，會發現她的花瓣大大小小不一，這使得她看起來不像玫瑰或牡丹那樣高雅貴氣，可以登入殿堂之門。因為整叢花是層層疊疊組成，我費了好大的功夫，試圖勾勒她的邊，但真的很難，我想這應該是和我過於隨和的個性相符吧！在畫時，我也看到花的憔悴，黃色的花瓣由邊緣開始轉成咖啡色，看起來格外分明。

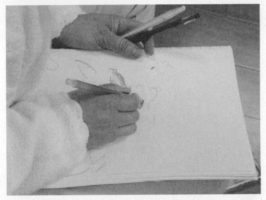

　　老師進行花訊傳導之後，我內心一直以來，有關於人際關係界線的課題，又突顯出來了，眼淚流個不停。我很清楚，該是好好面對的時刻了。

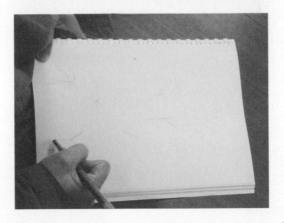

（由上至下）淑葵的畫
　　　　　如玫的畫
　　　　　婊妤的畫

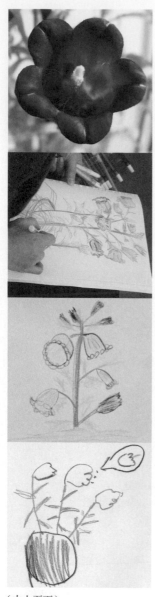

（由上至下）
「紫色彩鐘花」具有沈穩、自信
的光明力量
芝禎的畫
明媚的畫
瓊瓊的畫

四、紫色彩鐘花

探索意識　甦醒靈性

淨化內在　引導光明

紫色彩鐘花是五盆花裡，開啟深層意識的力量最大的，因為紫色花朵具有靈性的力量，可以使人的靈性大大提升，思考生命存在的價值。紫色彩鐘花的花形就和她的花名一樣，一瓣成形，不是多瓣的組合，形成一個很明確的鐘型，具有深遠的神祕能量。

花瓣堅挺，不易因觸碰而折損，每朵都可以盛開很久，生命力強，不容易枯萎，而且花可以同時在全株上下、每段枝節，朝四面綻放。每朵花的顏色、大小一致，充分展現植物自信強穩的生命力，這象徵人對自己生命價值很有認知力，時時可由任何的角度觀照自己的心念變化。花朵鐘形的穩定能量，能拔除心靈的黑暗力量，昇華靈性的覺知力，讓心不易煩躁，不會陷溺於情緒中，保持在一種沉穩自信的光明力量中。

會選擇紫色彩鐘花的人對自己要求高，喜歡探索心靈世界，甚至對靈修有興趣。

反之對此花有負面排拒的人，共振反應出內心有不安的深層情緒，經過此花的療癒後，可以開啟內在光明，讓心靈覺察、淨化紊亂的情緒，使心安定平衡。這花的訊息能量很強穩，傳動於脊椎，行走脈輪，所以參與者可以感受到能量氣感的存在，而使人身體往上，脊椎拉直，能量場有阻塞的人會不由自主打嗝排氣，清除身體的混濁廢氣，使氣脈順暢的走動，很適合用來調整全身的能量，更適用於練瑜珈、練氣、打坐、禪修的人。

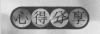

芝禎——一雙濃眉大眼，充滿認真好奇的力量，像個大姐姐般散發快樂的訊息。

我選擇的是彩鐘花，剛看到老師放映的彩鐘花照片，就有一種鼻酸的感覺，開始選擇花來畫時，其他花我只是隨意看看，還是決定選她。畫的時候鼻酸感動的感覺又上來了。我對畫畫不是很擅長，剛開始畫的是某一個角度，但總覺畫得不太好，就不斷修飾又修飾，這一部分花了最長的時間。就這樣一部分一部分的畫，把樹葉和根也都畫好。越是畫越有一種扎實、平穩、喜悅的感覺。從原本一筆一筆小心翼翼的畫，到後來隨興的塗鴉，心境是從感動鼻酸到開闊舒適，感覺滿好的。

老師花訊傳導的過程中、之後，我一直不斷打嗝排氣，我知道排的越大、越順暢，我越是舒服，但不知道我為什麼會有這種反應。之後還做出身體挺直，頭往後仰，發出「啊」的聲音。這個動作不斷持續，感覺很舒服。最後身體開始做出花舞的類似舞蹈動作，自己擺動了起來，感覺整個人往上拉。

明媚——個性小心韌性強，淺淺微笑散發柔美。

五種花當中，我最喜歡彩鐘花和粉紅矮牽牛，彩鐘花感覺很有力量，矮牽牛則很活潑熱鬧，讓人忍不住想要親近。最後我還是順著一開始的感覺，捨牽牛而選彩鐘花。我沒有依照真實的花來畫，而是憑著印象，畫出直直的莖，圓潤堅挺的花，再細細加上黃色的花蕊和藍色的花心，從上到下，花朵開得滿滿的，感覺真的很有力量。她的葉子柔軟的點綴其中，更襯托出花朵的力量。從頭到尾，我都有些不好意思看她，可是她的樣子卻很清晰的映在心裡面。

老師進行花訊傳導之後，我感覺身體的中央，從上到下，熱了起來，之後全身都很熱。喜悅的感覺持續了一整天。突然很想到森林裡去散散步。

瓊瓊——敏纖多情，六歲小女孩，有豐富的愛心。

我畫的是彩鐘花。我覺得她很漂亮，從土裡長起來，長得又直又高，花結得很快，開了很多花，而且還有好多花苞還沒有打開呢！紫色的花，看起來圓鼓鼓的，很漂亮！

老師進行花訊傳導之後，我畫了一個大大的愛心來代表她。

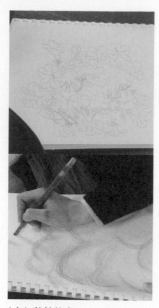

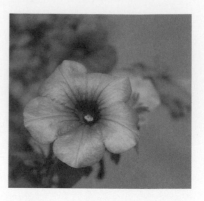

五、粉紅矮牽牛

清新單純天使心
溫馨甜美表慈愛

大家對矮牽牛鮮豔多色的花朵並不陌生，我們很容易在馬路邊、安全島上見到她。粉紅色的矮牽牛傳遞著溫馨柔和的能量，人們偏愛粉紅色，因為粉紅夢幻、甜美、溫馨、柔美，讓人回歸年少的青春，就像小天使般散發甜美慈愛。

細觀粉紅矮牽牛的全株植物，枝、梗、葉全長滿細小的毛，植物為保護自己不被傷害，會長毛、刺，分泌特殊的汁液等，這像似人害怕心靈受到傷害，也會設立自我保護機制來防衛自保。分析植物長毛的訊息，像似人對周遭事物反應靈敏，行事小心；長刺訊息像似防衛的心理，使人不易親近；植物分泌有毒汁液，讓不小心傷害或食用它的動物中毒，就好比有人惹怒我們時，我們可能會起負面的心念去傷害他人一樣。這些防衛他人以自保的心，人跟植物都是一樣的。

粉紅色是夢幻、柔和而不夠穩定的能量，容易使人心神渙散，所以粉紅矮牽牛的正面特質，雖然具有清心天使般溫馨甜美的心靈，負面的部分卻顯現薄弱的能量特質。單純具慈愛的心，像似矮牽牛花朵柔弱又單薄；花瓣很脆弱，易折損而留下傷痕，代表人善良的心脆弱、容易受傷，傾向心力不足而體弱；漏斗狀的花形，其能量可以將心靈深層的力量帶出，讓人展現粉紅矮牽牛花

（上）秋錦的畫
（下）晶容的畫
（右）「粉紅矮牽牛」帶給人青春亮麗又溫馨的甜美

般亮麗溫馨的自信心。

選擇這花的人，外表具有美美柔柔的氣質，內在是很有愛的人，但也很脆弱容易受傷，需要更有勇氣去面對深層的情緒創傷，才會使心靈內在力量真正展現，而且也要注意身體的健康狀態。

心得分享

這兩位分享心得的朋友擁有共同的特質，他們有獨特的審美觀，一個是善長工筆的畫家，一個是芭蕾舞老師，兩個人的專長都跟心靈藝術有關。她們外表給人的印象是，言行柔和優雅，有顆善感纖細的心。也因此當我做花訊息傳導時，她們的敏感度很夠，容易接受訊息，察覺身體能量的流動，會有輕微的身體晃動，產生氣脈調整的現象。

秋錦——舉止優雅，細緻的心，善長工筆畫。

第一眼就喜歡海棠，感覺她最漂亮，但最特別的是彩鐘花。最後我還是選擇矮牽牛，因為她給我一種溫柔、溫暖的感覺。畫到後頭，又覺得她似乎很容易受傷。

老師做花訊傳導後，我感覺到一股能量振動，往上衝，接著身體前後搖晃，一種清明、光明、愉快的感覺。

晶容——善感的心傳達輕柔的肢體，眼神會自然流露出真誠的心。

這裡每一盆花我都很喜歡，因為選擇矮牽牛的人不多，而且粉紅是我最喜歡的顏色，所以我就被吸引過來了。我一時不確定該畫眼前的花，還是我心底浮現的心花以及湧現的噴泉。我畫的時候，沒辦法整朵畫出來，只能畫出花瓣的邊緣，有大有小，顏色一直是粉紅色，最後才加上綠色的葉子。

老師花訊傳導之後，我一開始很奇怪自己怎麼沒有感覺，之後身體會自行轉動，左轉圈，右轉圈，好像花在風裡輕輕搖晃似的。我做了一個類似感謝的手勢。

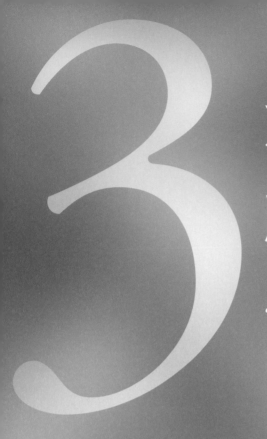

3

花精是
神奇的
心靈解藥

鮮花療法給了我寶貴的經驗，為台灣花精的研發而催生。以花訊息的療癒能量而言，兩者有異曲同工之妙。

　　鮮花療法的優點是透過活生生的花朵來做訊息傳導，比較能夠讓人直接體會到花和大自然間的和諧共生關係，喚起我們意識當中源於自然界的共融感，進而能回歸於自我，清醒覺察，活出真正的自己。

　　而花精則因為將花朵能量貯存在水中，經過一定倍數的稀釋與震盪，成為細緻的液體滴劑，不但訊息結構更為整全，適合人體吸收，而且方便使用者隨身攜帶，定時定量服用，可以發揮持續深入的平衡療癒效果，使用者更能察覺到花能量在身心靈各個層面的明顯作用。我發現，使用過花精的朋友，對花朵、植物變得更有感情，更懂得欣賞、愛護花草樹木。這是花精愛的能量潛移默化的結果。

大自然帶來平衡情緒的力量

花精是神奇的心靈解藥，她是取自花朵、愛與自信的訊息能量，不含任何物質或化學成分。由於對花朵訊息完整性的堅持，每一種花精，我都要求能夠做到精準共振特定情緒，達到最佳的平衡效果。為了讓使用者能夠在自覺之下改善情緒狀況，我大多運用的是單方花精。這樣的好處是，使用者很清楚每一瓶花精對他的情緒的影響與改變。

個案分享

接受花精治療是因為一段走了十年的感情突然生變了，原本以為情緒控制得很好的我，在情變成真之後，終至無力招架地掉進了情傷的漩渦之中，雖然當時心痛的感覺早已不陌生，但是心臟與胸部的嚴重灼傷感讓我難以忍受，我才決定求助於花精的幫忙。

祈明老師聽了我的敘述之後，幫我把脈，說我的心脈能量受損了，並且內心有很深的憂傷，於是與我相應的第一瓶花精就是對治心受傷的粉紅玫瑰。當時我的身心狀況是很混亂的，頭腦也是一片混沌，最清楚的感覺便是心臟與胸部各種感受不同的痛。為了紓解這些前所未有的疼痛，我可以說是與粉紅玫瑰相依為命，晚上睡覺也緊緊地握著她，一直到起床都未曾放手，天天如此。

心碎的痛苦非常耗能量，身體非常虛弱，嗜睡，由於過去我一直強作鎮靜，想哭又哭不出來，內心鬱積了許多悲傷情緒，粉紅玫瑰除了緩解我心的灼傷，也軟化了我的心，在一次整個胸部感覺都要裂開的時候，我大哭了許久，那種傷慟的感覺讓我對自己生起了無比的慈悲心，真是不可思議啊！哭泣挖掘出許多我對家人、伴侶與自己的懺悔與感恩的心情，頭腦也感覺甦醒了。老師說哭沒關係，哭可以排毒、療傷，這也表示我的心柔軟了，變得容易感動……。

「粉紅玫瑰」散發柔和的愛

粉紅玫瑰花精柔和的愛的能量，撫慰深度的悲傷所導致的哀愁與孤單感。掃除這位個案心頭莫名、沉重的壓力，也讓他懂得如何表達自己，傳達自己真正的情感，不再壓抑。經過三個月密集的花精療程之後，他的氣色、心情、想法改變的程度，讓周遭的朋友都驚訝不已。他找回了自己的自信與幽默的潛質，也因此對自然療法產生濃厚的興趣，最近他重返學校，進入研究所準備鑽研這個領域的學問，他以全新的態度看待自己的人生，重新出發。

大多數的人就像以上的例子一樣，使用第一瓶花精就有很明顯的效果。例如，一個自我要求很高的高三學生，為了即將來臨的學力測驗而焦慮煩憂到失眠、注意力渙散，我以「台灣角桐草」花精，很快撫平了他的焦慮，他說晚上可以安穩入眠了，而且懂得冷靜理性地規劃讀書計畫，面對即將而來的學測挑戰。

一個長期為事業打拼的男士，使用了「藍色牽牛花」花精之後，長久以來胸口緊迫、呼吸不順暢的壓力症狀減緩了，失眠多夢的情形改善，不但睡得沉穩而且一覺到天明。他開始懂得為自己安排時間，以恰當的休閒時間，來排解工作業務沉重的壓力，神奇的是，多年的煙癮突然停下來了，以往易怒、煩躁的心情也跟著一掃而空。

有一位長期憂鬱的女士，有嚴重的無力感與絕望感，「百合花」花精給了她強大的支持力量，陪伴她度過抑鬱、絕望的情緒黑暗期，讓她虛弱疲乏的身軀有了再度動起來的力量。「非洲鳳仙」花精給她自在、自信與快

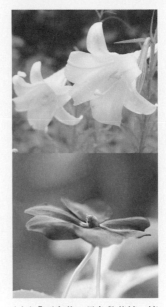

（上）「百合花」是急救花精，擁有強大的生命動能
（下）「非洲鳳仙花」自在、快樂、自信

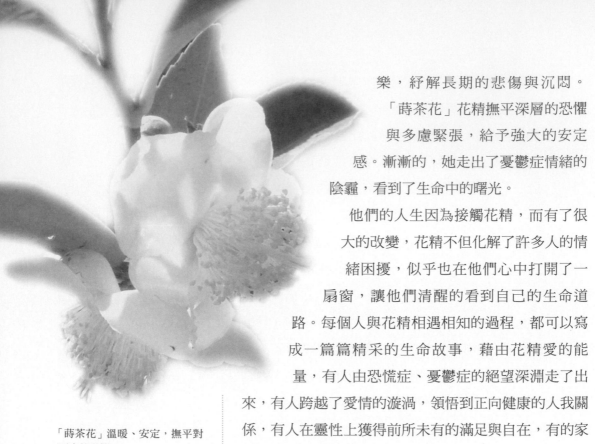

「蒔茶花」溫暖、安定，撫平對死亡的恐懼

樂，紓解長期的悲傷與沉悶。

「蒔茶花」花精撫平深層的恐懼與多慮緊張，給予強大的安定感。漸漸的，她走出了憂鬱症情緒的陰霾，看到了生命中的曙光。

他們的人生因為接觸花精，而有了很大的改變，花精不但化解了許多人的情緒困擾，似乎也在他們心中打開了一扇窗，讓他們清醒的看到自己的生命道路。每個人與花精相遇相知的過程，都可以寫成一篇篇精采的生命故事，藉由花精愛的能量，有人由恐慌症、憂鬱症的絕望深淵走了出來，有人跨越了愛情的漩渦，領悟到正向健康的人我關係，有人在靈性上獲得前所未有的滿足與自在，有的家庭則消弭了漫天煙硝，安享和樂喜悅。

花精是心靈之水，讓愛萌芽

花精的驚人療癒能量，已經在無數個案身上獲得應證。研究學者指出，花精的作用方式主要在於，它高層次的能量波頻，會共振到人的心靈磁場，在大腦以及細胞間製造出電位差的反應，刺激人的自我覺察以及自癒的能力。

如果只是把花精稱為「藥」，和醫學臨床上使用的百憂解等相近，都是控制情緒的藥物，似乎無法完整傳達花精的特質。一般藥物，多半是經由影響生理機能，例如抑制腦神經中樞，或引發生理症狀來激發人體防禦機

制，進而達到症狀的平抑。而花精和一般藥物最大的不同在於，她是愛的精神能量，靈魂的滋養劑，當內在核心因為愛的能量共振而覺醒、而提升，我們會看到自身失衡的部分，無論是情緒或生理問題，我們自然會去面對與修正，透過花精正面能量的幫助，使之恢復平衡健康。

每一個情緒創傷就好比心靈的坑洞，它藏在潛意識裡，隱隱作痛。大多數人感受到內在的這些坑洞，總是會往外尋尋覓覓替代者來填補，然而人們一定會發現，所尋得的替代品不是轉瞬即逝，使內心更害怕失去，就是根本與自己期待的完全不符！如果你發現每一段戀情都陷入同樣的困境，換了不同的工作卻還是碰到相似的問題，或者人際關係上總是遭遇到相同的挫折，也許你該回頭檢視自己，潛意識裡有著什麼樣的坑洞。

情感、金錢、成就、榮譽、地位這些替代品都不是我們內在本有的，所以我們擁有之後也很難感覺到真正的滿足。坑洞是一種心靈匱乏，需要心靈層面的療癒力量，花精的作用並不在於直接填補這些坑洞與匱乏，這只是初階的影響，她真正的作用是使心靈自行滋長，讓殘缺的重新長出來。也就是說每一個人的內在是本自具足的，只是透過花精的能量來重新啟動而已。我們的心靈有許多種子尚未萌芽，花精就好比「水」，澆灌這些發芽不完整的愛，讓它們一一成長茁壯。

服用花精的心情反應

服用花精，可能會面臨幾種心情反應：

感覺更為平穩、愉悅、開懷、自在，生命力提升，更有動力與創造力，有一種完整的存在感。這時我們所呼應的是花精的正面特質。花精的能量源源不絕，傳遞出宇宙大愛的圓融完滿，使身心靈相連一致，內外和諧融融，就像在我們心靈開啟了一扇窗，讓我們呼吸到清新空氣，擁有更寧靜寬廣的生命視野。我們將獲得很重要的生命啟示，活出更達觀的人生意義。

我們也可能感覺到各種負面情緒紛紛出現。當花精調動過去的身體創傷或情緒經驗時，會讓人誤以為自己的情緒因為使用花精而變多了，其實這些都是早已潛藏在我們心中的不平衡波動，而花精讓我們的覺察力提升，看到了自己的這些情緒問題。

有時花精在潛移默化中帶來的平穩與平和心情，會讓我們產生「沒有感覺」的錯覺。這就像生病不舒服時，我們會特別注意身體的感受，從生病到康復的過程感覺十分明顯，但在平日健康狀態下，反而會忽略生理的運作一樣。如果自認為用了花精卻「沒有感覺」，不妨靜下心來想一想，最近生活的重心是不是偏向感情、工作或某個特定事件，而忽略了心理的感受；面對生活、工作時，處理事情的態度是不是比以往沉穩多了；有沒有比以前更容易察覺到自己的生氣、悲傷等情緒波動，而且可以比較快平穩下來；對自己的覺察力是不是提升了。最好是每天給自己一段靜心的時間，把自己的心情記錄下來，再和先前的心境相互對照，會比只憑「感覺」有沒有效，更理性看到自己改變的程度。

藉由花精，我們也可能看到自己個性的缺失或盲點，

（右頁圖）萌芽的桃花

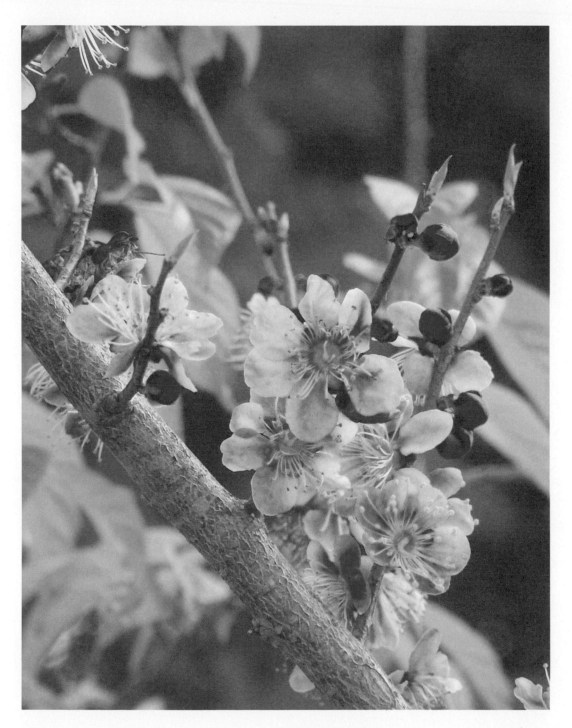

例如嫉妒、易怒、拖延、畏縮沒自信，這些負面陰影和自我期待產生衝突矛盾時，我們就會厭煩逃避而不想面對。從抗拒掙扎到面對問題的消化與調整過程中，可能會有哭泣、悲傷、憤怒、恐懼、焦慮、頭痛、胸悶等身心反應。這就好比我們看到滿屋子雜亂，才發覺平日不隨時清理環境的習慣害苦了自己（問題或盲點），而真正付諸行動清掃房間，勢必會揚起灰塵（情緒），待清掃工作完成，房間恢復舒爽潔淨，我們會調整自己，養成按時整理、隨時保持整潔的好習慣（個性改變）。

花精並不會平白無故引起情緒反應，她比較像是一面明鏡，把潛抑未解決的情緒呈現出來，讓我們有機會面對與整理。我們清明的看著、感受著情緒轉化的過程，比較不受影響，我們甚至能夠覺察到情緒所相連的慣性行為模式，藉由再次體驗的過程，轉化掉負面的情緒與模式。只要勇於面對自己，花精自然會激發我們的生命能量，協助我們走出過往傷痛，讓身心重獲自在。

不只是對症下藥，而是整體平衡

也許你會疑惑，為什麼花精不直接安撫我們的情緒，讓心情立刻平靜無波呢？這就是「症狀治療」和「完整療癒」最大的差異所在。

負面情緒磁場隱藏在我們心中時時隱隱作用，讓我們不勝其擾，若只求暫時安撫，就好比一個房子裡堆放了不用的物品、不喜歡的東西，雖然我們努力釘箱子放雜物，以維持表面的整齊，但每個角落都堆積著各式各樣的物品，久而久之灰塵、蛛網愈積愈厚，勢必會讓住在

房子裡的我們生病！面對這樣的情形，我們是得過且過維持表面的整齊，還是把房間徹底清理乾淨比較好？同理，牆壁滲水時，是直接貼上壁紙或重新粉刷，來掩蓋水痕，還是應該查出滲水的原因徹底解決？清理房子，看到成山的垃圾或物品時，我們不免心生煩躁，更何況花精調動潛藏的情緒，讓我們毫無保留的看見個性的缺失呢。面對自己，的確是需要勇氣。

情緒修復危機（好轉反應）的重要

窮人身上一毛錢也沒有，我們可以選擇不斷給錢救濟他，或者也可以教他一項維生的技藝，讓他自力更生。症狀治療可以比喻為前者，病人頭痛，給他止痛藥來緩解疼痛，就好比窮人沒有錢，於是給些錢讓他暫時溫飽一樣。表面上看來好像沒有問題了，但三天後錢用完，窮人又陷入同樣的狀況；而病人頭痛的因子沒有根除，也許一輩子都要仰賴止痛劑。

若我們能教他一套自力維生的智慧，不但可以解決貧窮

百合花。清新雅潔的心靈花朵

飢餓的問題，他甚至可能由貧窮轉為富裕。完整的療癒不只是對症下藥，頭痛醫頭、腳痛醫腳，或者讓情緒、創傷直接消失不見，而是激發我們建立起自我療癒的機制。當我們擁有了轉化煩惱的智慧，不管遭遇到任何的挫折、痛苦，都懂得如何化悲憤為力量，從中累積生命的正向能量，進而擴大生命的視野與可能性。

如果花精不讓過去的情緒創傷呈現出來，我們何嘗有機會轉化療癒，並且從中習得生命的智慧。花精是靈活睿智的訊息，她尊重我們每一個人內心的意願，調動的情緒或其深度，永遠是我們已準備好要面對的，所以無須擔心過多的負面情緒呈現，自己會承受不了。當我們的負面情緒被花精牽引出現時，只要單純的信任自己、信任花精，安住、體會、不抗拒，我們就能夠生出智慧與能量，來化解這些隱藏在心，持續隱隱困阻我們的負面磁場。這才是平衡情緒的根本之道。

哪些人不容易感受到花精的成效？

唯有真誠的面對自己，檢視自己貧窮挨餓的原因，並且真心想要脫離悲苦的生活，窮人才可能啟動改變的生機。所以，接受自己的缺失，澈悟改變的意願很重要，一顆自明自覺、願意改變自己的心，佐以花精的激盪與勵志，我們將以前所未有的速度覺醒、提升。從種種情緒煩惱中轉化而出的智慧，是別人怎麼也帶不走的寶藏，而花精就是透過這樣的方式，讓我們徹底醒覺，協助我們看見自己。

花精的療效能不能完全發揮，使用者的意願最是重

要。多年的臨床經驗，我發現以下的情況，最容易阻礙使用者感受到花精的效果。

一、重心完全放在生活，對心靈層面感到陌生，不瞭解自己的情緒變化，不習慣檢視自己的心情，或者無法勇敢且誠實的面對自己。

二、無法接受精神世界的存在，忽視心靈的力量，或是主觀意識太強，太過理性。

三、厭倦自己的情緒，對生活過於無奈、悲觀，而沒有意願改變。

四、不瞭解花精，或者被動接受親友的要求而尋求花精的協助。

五、不重視花精服用注意事項，沒有養成按時服用花精、注意或記錄心識微妙變化的習慣。

六、癌症、末期病症的人或植物人等重症病患，由於全神貫注於治療嚴重的生理病症，也不容易感受到花精精微的療效。

使用花精時，即便我們因為某些原因，而無法明顯感受到花精的效果，但花精平衡情緒的能量卻從未停止。她持續提高心靈的能見度，我們很快就能看見自己的全貌，看見人生的路。她撫慰重症病人身受病苦的恐懼、慌亂與絕望心情，提供靈性上的指引，讓他們更有勇氣面對生命或死亡。對於深受病痛折磨的病人，我建議還是可以把花精當成他們心靈的維他命，以提升其心靈的能量。

身心靈
的提升與
蛻變

雜的人心，回歸小孩的初心，就如毛毛蟲蛻變成蝴蝶的歷程，我們必須打破很多心理的限制，以及善變如水的的心境幻化。

毛毛蟲哲學

毛毛蟲由一開始醜醜的外貌，進入蛹生禪定的止境中，生命的強大力量轉現，讓外型乾坤大挪移，毛毛蟲蛻變羽化成漂亮的蝴蝶。如果我們的心，可以參透毛毛蟲於繭中禪定的訊息，扭轉生命機制的奧祕，心識能量將更廣闊。所以我們利用植物的定中特質，由花擔任心靈的明師，讓我們的心像個嬰孩，打開清明覺知的靈性，隨時保持喜樂的心境。毛毛蟲由啃蝕植物的樹葉，到羽化成蝴蝶，吸取植物精髓的花蜜，牠必須經過身心靈徹底的蛻化，才能讓身體的能量結構重組，變成蝴蝶的樣貌飛行於花間，足以用現在的能量結構，吸取花蜜消化而運轉。

若我們是毛毛蟲，能不能藉由一口花蜜的滋養，看到自己內在那股羽化為蝴蝶的強大動力？或者我們會搖搖頭告訴自己，我只是一隻毛毛蟲，還是專心啃食樹葉吧？我們期待塵垢盡除之後的寧靜廣闊，還是寧可專注於現實生活的喜怒哀樂、沉沒輪轉？

花精就好比是花蜜，是植物的愛精釀而出的養分，她滋養靈魂，呼應著我們每一個人內在的「初心」，敲醒沉睡的心靈，讓毛毛蟲看到內在那對美麗傲人的翅膀，於是他會去想，怎樣變成一隻能夠翱翔天際的蝴蝶！

花精對身心靈的淨化

花精對人的影響，可以達到身心靈各個層面，使之清明與淨化，以下我簡單扼要將花精的影響，歸納為四個階段：

● 生理

1.腦部：平息腦波混雜的干擾思緒，提升睡眠品質，活化腦細胞，使腦部能量清晰。

2.夢境：夢境變得清晰，瞭解潛意識的自我表達，更能從夢境中學習生命的智慧，獲得人生的啟示。夢是重要的身心靈連結管道。

3.身體：調整氣脈，使臟腑互應頻率協調，活化身體機能，讓細胞充分吸收營養。

● 心理

治療身心所受的創傷，平衡焦慮、恐懼、擔憂等等情緒，舒緩工作、生活壓力。

● 心靈意識

花精會提升自我的靈性品質，讓我們有勇氣認清「真實的自己」。瞭解生命存在的內涵。而能超越物質層面的需求，積極活出自己的生命價值。當心靈意識昇華，也促使靈性覺醒。

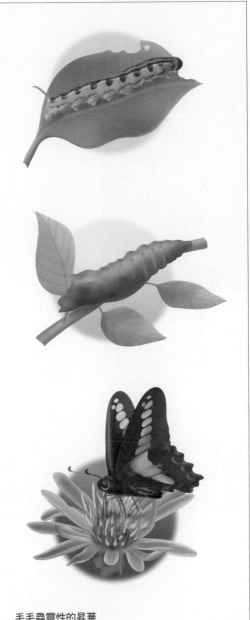

毛毛蟲靈性的昇華
（上）毛毛蟲只能啃食樹葉
（中）進入蛹生禪定的智慧
（下）羽化為美麗的蝴蝶汲取花蜜

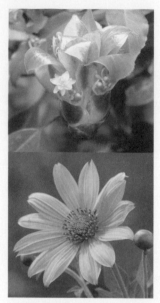

有助睡眠的花
（上）「台灣紅楠」是大樹的花，帶來沉穩低頻的能量
（下）「小向日葵」太陽般的溫暖，讓人睡得好，起得早

● 靈性

自在與關懷。超越感官可意識到的內在世界，進入潛意識流，探索生命本源，如宇宙般寬廣光明的心量，願意付出靈性關懷，超越生命存在的界限。

這四個階段是環環相扣的，當我們達到四個淨化階段時，心靈層面一定是健康的，身體結構也必定是平衡的。當我們瞭解、接近自己的生命本質，心胸自然變得開闊，而真正能從靈性上付出關懷，回歸宇宙同體的本源，達到徹底的身心靈平衡。

初期服用花精，最明顯的感受是睡眠習慣改變，花精讓身心各方面變得更合一，也更機敏有智慧，讓人懂得適度休息，以修復身心機制。若長期失眠或過度操累的人，則可能會有想要大睡一場「補眠」的現象。從生理上來說，剛開始服用花精的人多半會有頭暈、頭痛、微醺、嗜睡、容易流眼淚，甚至哭泣等現象，有些人會開懷的笑，有些人會胸悶、咳嗽、骨頭痠痛……豐富的變化，牽涉到每一個人的身心狀況。為什麼會有這些反應呢？主要是因為身心失衡的部分，受花精調動而呈現出來整理了。

花精讓身心靈連結得更好，她提升我們對自己的覺察力，也讓身心各部位的機能，變得較為靈活聰明，她會激發人體的平衡機制運作，使我們自然而然調整生活作息，好讓身心得到最佳的修復。

失眠和情緒有什麼關係？

心理和生理確實是有很大的關係。舉睡眠問題的心理

原因為例，現代人十之八九都有失眠的問題，原因很多，可能是親子關係的障礙，擔憂工作、事業、愛情的問題，身體健康問題，煩惱經濟、生活、人際關係，學生則憂慮課業狀況，跟老師、同學之間的相處關係。有些人是因為情感創傷，而沉湎於過去，無法釋懷與寬恕，導致心脈窒礙，形成了憂鬱與焦慮，嚴重者甚至會有激憤、嫉妒、埋怨、抱怨、罪惡感的情緒。長此以往這些情緒問題就造成了睡眠的障礙。

人一生中有三分之一的時間在睡覺，睡著時是我們最放鬆的時刻，細胞會在此時休養生息，合成人體所不可或缺的微量元素。由醫學上對睡眠之論述可以瞭解，睡眠具有以下幾種功能：第一，修復白天身體系統的耗損；第二、降低代謝率與體溫而保存能量；第三、幫助自身的發展，快速動眼期（REM）可能有利大腦皮質、視覺、動作、神經細胞等發展。第四、一些平常沒有辦法演練的本能行為，是在睡眠中完成演練。此外，睡眠有助於適度的遺忘、記憶的強化、高等智能的運作，例如人類的認知運作、情緒調控、性格發展、社交能力的建立等。

睡眠也可以改善免疫系統的功能，人體的修復機制在這時啟動，協助身體維持一定的健康平衡狀態。例如肝臟處理人體的毒素，就像是一座化學工廠，但是這座工廠的機件也需要充分的休息，唯有深層放鬆的睡眠，才能讓肝臟解毒功能正常運作。由此可見睡眠真的很重要，但睡個好覺卻是很多人難以奢望的。

花精不僅紓解情緒壓力，更讓身體懂得適時休息，以

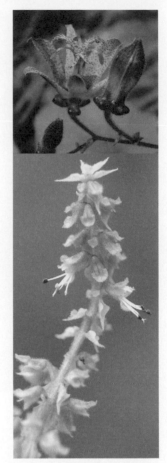

（上）「台灣油點草」減少憂慮，讓人放鬆入睡
（下）「七層塔」撫平憂傷、憂鬱，安穩入眠

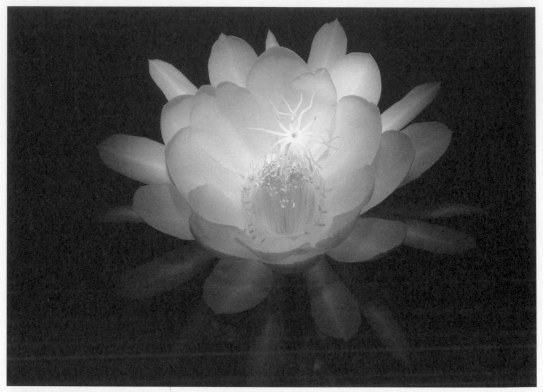

整理深層情緒的花
「曇花」不靠陽光，而是吸收宇宙光電流，在夜晚開花，爆發力十足

修復必要的機制。

在療癒的過程中引發的任何身心狀態，我們都要親身去體會，試著將心理與生理關係連結起來，並且釐清生理狀況可能產生的原因。使用花精若產生這類的反應，可別單純的忽略過去，或者過於擔憂，經過大約三至五天的調整期之後，你會感覺全身細胞散佈清爽健康的能量。

花精會讓我們產生依賴心理？

負面情緒就好比灰暗的烏雲，總是遮住我們心中智慧的光，更讓我們陷入五里霧中，看不清楚自己，也不知

道該怎麼走下去。在情緒的黑暗森林之中，如果沒有光來照耀，我們難免會辛苦顛簸，迷路走錯。但這時若有一盞明燈適時出現，照亮我們身處的環境，讓我們看清楚正確的路，要走出這片森林就容易多了。花精就好比是心中的一盞明燈，在我們陷入情緒的暗夜而茫然失措時，照亮我們，讓我們走出晦暗，重新尋得心中的智慧之光。當我們自己就擁有光明之時，自然就不需要額外的燈來照了。

只要我們不是單單把花精當作安撫情緒的藥，而逃避面對情緒問題，自然就不會對花精產生依賴心理。認真面對自己、面對花精所照亮的灰暗角落，真誠勇敢的修正個性的缺失與盲點，花精就會協助我們轉化負面磁場，生出生命的智慧，習得面對挫折的正確心態。

單靠自己的力量去面對情緒問題，往往會落入以大腦作理性控制的困境。情緒磁場並沒有真正轉化，反而會因為受到理性的掌控與壓抑，而能量疊加強化，成為情緒的不定時炸彈，隨時可能引爆。花精就像心靈明燈，提升心靈的能量，讓我們澈悟、清明，理智放鬆，能清醒的轉化自己的缺點。我們不需要再辛苦「管理」自己的情緒，卻總是事倍功半，反而透過花精的協助，同時在身、心、靈不同層面都得到調整，達到徹底的平衡。

心靈世界豐富奇幻多變，沒有人是和別人一模一樣的，就算測得同一種花精，我們的反應極有可能和別人完全相反！而花精總是能靈活的和心靈共舞，給予我們當下最需要的，儘管有時候可能是傷心哭泣，對生命而言，不啻是轉機與成長。面對心靈與花精互應的豐富變

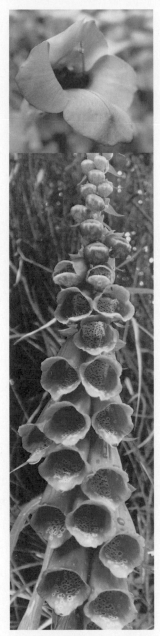

（上）「倒地蜈蚣」整理深層情緒，幫助我們回溯一生
（下）「毛地黃」是著名的治心之藥，撫平深層的悲傷，安定心神

身體不適加上工作量的增加又無人可以幫忙的情況下，不滿、抱怨、無奈又生氣的情緒緩緩上升，身邊的同事依然談笑風生，準時吃飯，準時下班，自己一個人孤軍奮戰，無人可以瞭解支持，覺得有一種即將爆發的情緒正醞釀著。此刻與我相應的梅花出現了，祈明老師說梅花可以讓我更堅強，的確，現在我需要的並不是有人來分擔我的工作，而是一份支撐的力量，一份瞭解與支持的鼓勵。

服用花精的第一個夜晚，身體及心理經歷巨大的痛苦，心輪緊緊的被勾住，一種壓迫窒息的錐心之痛，喉輪緊縮卡住，突然出現這樣的情緒反應，讓我一時難以承受。服用花精這麼長的時間（一年多），第一次經歷這麼痛苦而且強烈的感受，就把原本握在手心的花精放開，不敢再握著花精睡覺。只能靜靜地躺著，安住在這熟悉的心痛感，直到入睡。

隔天只要一用花精，熟悉的心痛及緊縮的情緒又再度出現，而且持續很久，甚至出現心悸、呼吸困難的症狀，虛弱到無法做家事，只能躺在床上休息。已經很久沒有經歷這樣的痛苦，如此熟悉的情緒夾雜著憤怒、無奈、絕望、無力，想要掙脫卻無能為力。彷彿又回到那幾年痛苦的婚姻之中，寒徹心底、幾盡絕望又心死的無奈，說不出口，也無人可以訴說及分擔。

老師提到，梅花對應曾經遭遇重大的創傷而導致的「心寒」，就是這種死了很多次心，心灰意冷到極點的感受。最近我一直認為身心狀況不錯，沒有想到工作上的沉重壓力，又落入無人幫忙、缺乏支持、滿腹抱怨不滿，卻又無法說出口的無奈，這勾出了舊有的傷痛，表示這些情緒並沒有完全過去，只是被壓抑潛藏在心中某個深處的角落。

梅花花精雖然讓我重新經歷過往的情緒，但梅花的冷靜、沉著、穩定，幫助我只是靜靜地承受而無想要爆發情緒的慾望。服用花精的第四天，不舒服的情緒便消失了。在工作上變得非常冷靜，沉穩地處理事情。除了緊急及必要的工作會先處理，其餘瑣碎的事情就慢慢的做，反正只有一個人，不必苛求自己完美地處理所有的事情。相對的，花精讓我變得更堅強，需要被人支持鼓勵的慾望也不見了。

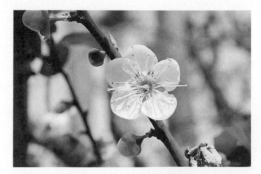

「梅花」讓人堅定、堅強、冷靜、自信

化，再怎麼瞭解人心的專家，也要自動讓位，保留一塊空間，讓花精和使用的人盡情揮灑展現，即便我們對花精的作用覺察力不足，也呈現出某個層面的生命態度。這是我們和花精之間獨一無二的雙人舞步，該打開心細細去體會。

許多使用花精一段時間的朋友都有這樣的經驗，感覺心情調整得差不多了，卻又因為某一瓶花精勾動更深層的情感經驗，而暫時陷入過往未釋懷的情緒當中。

情緒的整理好比剝洋蔥，常常在表層的情緒剝除之後，才會訝然發現，心靈深處還有一層層包裹得無比緊密的心事，也許是一段負面經驗，無以釋懷的沉重過往，或者只是過去的某段個性習慣的潛抑，我們總是以為時過境遷，一切都沒事了，然而情緒沒有經過妥善的轉化，便形成一個個潛藏在身體能量場中的磁場，會因為不同的生活事件而勾動，在心中低吟迴盪，讓人苦惱萬分卻又莫名所以。

劉小姐服用幾瓶花精的過程中，最常感受到的是八年前那段失戀心碎時期，胸口椎心的疼痛感。雖然經過這八年的自我療癒，她自認為已經走出陰霾，但花精卻不可思議的精準，調動過往尚未轉化的情傷，也喚出身體的創傷訊息，同步修復她生理、情緒上的傷痕。

原本沉穩理性的林小姐，服用花精三個月後，卻突然感覺整個人變得急躁不安，原來花精正在整理她年少時曾有的急躁慌亂個性，若不是因為前三個月，花精將她表層的情緒整理得當，這段連林小姐自己也已遺忘了的深藏情緒，便不可能有機會呈現出來整理。

使用台灣花精一年多了，面對生活，我有一種全新的體認，不再像以前一樣，受困於情緒之中不可自拔，反而時常感覺心中有一種喜悅源源不絕的湧出。也許是心清明了，夢境變得十分清晰，除了「日有所思，夜有所夢」的混亂夢境之外，一些具有「啟示性的夢」出現的頻率居然增加了。這類的夢總是格外清晰，令人難以忘懷，而且強烈牽動我的情感，激發動力，讓我更加真誠的面對生命中的人事物。

還記得服用「蒔茶花」時，陸陸續續做了幾個有關於死亡的夢，其中一個最具有代表性：我和先生一起坐上熱氣球，輕盈的飄上天空，回到了原來的「家」，但先生卻在自家的後院水池上方，為了幫我擋掉突然而來的子彈，被人射殺了！也許潛意識裡，我一直恐懼著親近的人(或者自己)會突然消失不見，這讓我不知不覺間緊抓著一切而無法放鬆。

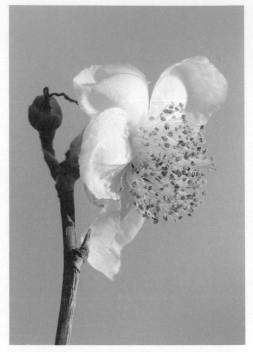

「蒔茶花」來自一棵老茶樹，給人一種看盡世事的寬坦

夢中「回家」的情境被倒帶，我又重新經歷了一次！而這次回家的路對我而言，似乎一點也不恐怖，反而有如三月的春遊，順著水流，在春風拂曉、綠意環繞中返家，感覺很安心、舒適。這類的夢境裡，總是有水環繞，我也不知道是為什麼。

做完這個夢之後，我有一種如釋重負的感覺，蒔茶花散發很多很多的安心，有那麼一瞬間，我似乎被賦予一種看盡世事的了知與坦然，有「天塌下來也不會怎樣」的感動。接下來至少有一個星期的時間，我潛意識裡的擔憂、害怕、膽小消失了，夢境裡充滿了安逸的幸福感；生活中對某些人的害怕與隔閡也完全不見了。

六十多歲的胡媽媽使用花精一段時間之後，陳年的恐懼記憶紛紛湧現，她甚至回溯到五十多年前，憶起童年時期受到欺侮的經驗，花精協助她從憤懣、羞辱、不安、恐懼中重新站了起來，用現在的成熟心智，重新看待、修補童年的創傷，進而克服了恐慌焦慮問題。

花精幫助我們回溯一生，揪出操控搖擺我們的情緒黑手，進行心靈大掃除的過程中，我們時而會低迴沉潛，時而歡欣鼓舞，這一場心靈之旅，永遠有驚奇等著我們，在完成之前，我們誰都無法斷言，花精將引領我們穿越多少重山，進入多麼深廣的心靈世界。

花精與夢境——無盡的人生智慧

使用花精一段時間之後，大多數的個案都會發現一個共同的現象——夢境變得清晰了！夢給予我們來自心靈的重要訊息，那些多半是因為肉體感官的限制，而無法在醒時被覺知的。

心靈的世界的確具有無限寬廣的可能性，在意識之海中，我們汲取生命的愛，與活躍的創造力。泅泳於其中，我們發現生命擁有何其廣闊的延展性，與豐富典藏的奧妙與智慧。

在夢境中我們恣意任想像奔馳，超越感官時空限制，獲得醒時不易覺察的重要資訊與啟示。夢是來自心靈的訊息，是自我潛意識的表達，讓我們能以更全觀的視野，去面對生活中的大小事件，更加掌穩人生的舵。

一向謹遵孝道的王先生，喝了花精之後，居然在夢中和爸爸大吵了一架！他把多年來對爸爸的抱怨與不滿，

一股腦兒傾倒出來。在現實生活中，因為深受道德觀影響，他面對爸爸時，總是慣性地壓下心中的感受，以求父子感情和諧，然而心中卻累積了許多受傷、挫敗的情感而不自知。夢境提供了一個抒發壓抑情緒的平台，心情紓解、平衡了，他和爸爸之間長久以來的莫名隔閡，居然就此消失無蹤！理性的王先生自己也嘖嘖稱奇。

多數時候，我們習於用大腦邏輯與理性來面對生活，壓抑潛意識想要表達的慾望，漸漸的，我們忽略了來自心靈的訊息，漠視了身體、情緒的智慧，身心靈之間的橋樑，因為年久失修而崩塌毀壞，我們開始感覺自己像是一座孤島，種種情緒、心身症狀便接踵而至。花精恰巧能夠修復身—心—靈之間的橋樑，她讓我們懂得物質世界的取捨平衡，使精神意識昇華，心靈意識覺醒。身心靈連結的人，擁有活力、正向積極的信念、豐富的情感，與源源不絕的創造力。

從現在開始，何不開始記錄夢境，試著和潛意識溝通，你將發現，心靈意識透過夢境閃爍著光，向你訴說著無盡的智慧。

心靈層次的開闊與提升

有些人尋求花精的幫助，並不是要解決情緒方面的困擾，而是在人生的某個階段遇到了瓶頸。例如畢業後進入就業市場的徬徨與茫然，青春期少年面對身心蛻變的尷尬與衝突，更年期男女受賀爾蒙變化所苦，屆退休年齡者經歷的身分轉變以及對未來的不確定感。還有些人在家庭、事業、婚姻、人際關係各方面都已十分順遂圓

滿，但他們想要尋求生命內在的著力點，靈性上
的歸屬感，以及精神上的支持，為自
己的人生、心靈方位定錨，過得
更自在、開闊、無私與完
滿。花精在這方面可以
給予心靈需求強而有
力的支持。

　花精的訊息是靈
活聰明的，她會
視每一個人的心
靈狀況而作用在深
淺不同的層次，很多人
持續使用花精，相隔一段
時間之後，又測得過去曾
經使用過的同一種花精，但因
為這段期間經歷過不同花精的調
理，心靈變得更加清明了，對同一瓶花精的感受會
截然不同，而且益發深刻。

　每一種花精都同時作用在身、心、靈各個層面，我們
在不同時刻所呼應的，可能是花精不同層面的作用特
質，也許初期是為了解決情緒問題或生理狀況而使用花
精，一段時間之後，我們變得自在、開懷、健康了，靈
性自然會想要更上一層樓，這時花精會幫
助我們進入心靈更深的層面，打
開視野，讓我們看到生命
存在的深刻意義！

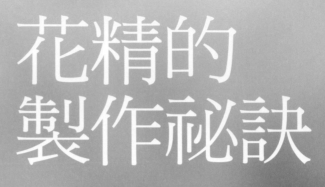

4

花精的
製作祕訣

……台灣花精的能量特性，像是清柔的雲霧，我彷彿瞬間處於大自然中，可以呼吸到清新的空氣，感受和煦的陽光，溫暖的包覆著我，全身氣脈立即如同行雲流水般轉動、調整。花精幫助我開啟一層層的心靈，進入潛意識流，清明的進行深層情緒的療癒；又從中脈直接往上銜接，使意識不斷擴張，從置身大自然的自在，進入更寬廣的集體意識，甚至達到宇宙一體的微細意識層面。這是我在其他能量的體驗上，從未感受過的訊息深度和廣度！好像一棵大樹，一方面往心靈土壤不斷地深入鑽探扎根，一方面又往上開枝散葉，盡情沐浴在宇宙天地的浩瀚能量當中。

　　這是一位修行根基深厚、對訊息能量十分敏銳的個案，使用台灣花精時，所形容的感受，她很訝異花精訊息的靈活性與寬廣度。如此精闢的形容，不僅點出了花精帶給生命意識的昇華與提升的意義，其實也間接點出了我們擷取製作花精的特色。

因為精準，
所以深入
情緒核心

有一個國外花精的專業治療師，在用了台灣花精之後建議我：「台灣花精的能量實在太強了！是不是可以稀釋，讓她溫和些？」仔細一問才知道，原來是花精共振到他內在的情緒，使之栩栩如生地重現，讓他無法不正視自己的問題，過去幾天他時常在一人獨處時忍不住哭泣。

雖然使用過花精多年，但他從未有過如此深刻的情緒反芻經驗。我一邊安慰他，哭泣是一種情緒抒發的過程，不要壓抑；一邊建議他應該停止逃避，趁這個機會好好認識自己，面對自我，藉此重新整理好過去的創傷，讓情緒因子徹底轉化。花精的正面訊息會持續提升他的能量，幫助他安然度過情緒調整階段。

並不是每一位使用台灣花精的個案，都會經歷這樣的震盪過程，但是這的確是許多人都共同擁有的經驗。花精不只是撫平情緒，而是讓我們在自明自覺之下，逐步平衡內在混亂的情緒磁場，進而達到情緒問題的根治。因此訊息波頻能否精準地調動情緒磁場，最為重要。

花朵訊息精準度好比射箭

回到這位朋友的問題。其實，關鍵並非在於花精的能量強度，而是「精準度」。好比射箭時，目標是準確的射中箭靶的核心，若技術不夠純熟，即便你使出力拔千斤之蠻力，射穿箭靶，卻無法精準控制力道射中紅心，也是徒勞無功。同理，人的情緒是一個個波頻振幅各異的磁場，這些磁場都有一定的頻譜及強度，花精的訊息必須要能準確共振到這些磁場核心，調動轉化其能量，

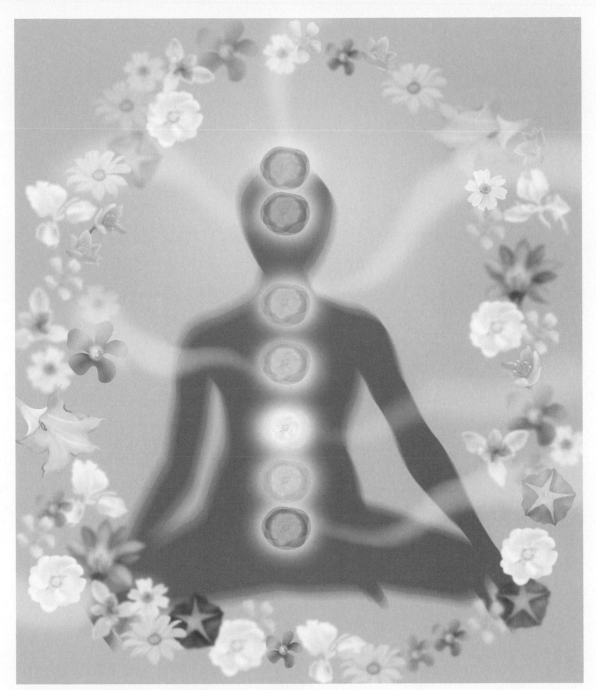

情緒磁場有一定的振幅與強度，花精必須精準共振，才能轉化其能量

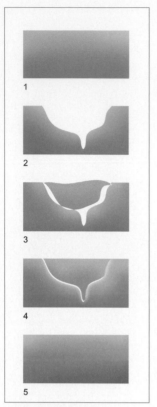

花精的訊息精準度
1. 健康的心靈完整無瑕
2. 創傷、挫折形成心靈的坑洞
3. 稀釋後不精準的花精訊息，無法完全填補坑洞
4. 精準的花精訊息，不但完整貼合坑洞，而且激發自體的自癒力
5. 徹底療癒坑洞，平衡情緒

才能激發當事人的自我覺察能力，及自我療癒的機制，進而達到徹底的平衡效果。

若花精的訊息不夠精準，或者任意稀釋導致能量不全，訊息就可能過於微弱而無法清晰，真正共振到情緒根源，平衡問題點。也許殘存的能量可以撫平表層的情緒波紋，讓人使用後心情暫時舒緩，但底層的情緒因子尚未解決，未來問題還是可能隨時湧現，這只是治標而不治本。

多年來對花朵能量的研究與發現，我體認到花精的作用絕對不僅止於撫平情緒。花精的寶貴在於，她是精神層面的啟迪，不但是平衡情緒的靈藥，更能夠靈活的和身心靈各個層面互應共振。只要應用得當，花精對於身體細胞的淨化、心靈創傷的根治、靈性層次的提升，都能發揮畫龍點睛的引領作用。

目前我所研製出的八十多種花精，都具有精確對應特定情緒，深入而獨特的療效，足以因應我們一般人現有的心靈情緒問題。由於對訊息精準度的堅持，我在製作花精的每一個環節，都要小心花朵訊息的完整性不受干擾，如此才能確保花精的深入療效。

台灣花精獨步群倫的特性

為了讓花精訊息的結構達到最完整穩定、能量達到最精準，以共振人的心靈，真正平衡情緒問題點，提升心靈能量，我製作花精時，有以下的幾點原則。

●以不傷害花草植物為原則，先回饋花能量場，再敬邀花朵活生生的訊息與大自然互應的能量進入水中，而

製成花精。有了花朵自主的付出意願與承諾，才能擷取到完整的訊息能量，以及活躍的花朵互動訊息場。

●連結「宇宙花能量場」的訊息，取得花朵精神源頭的能量，並且在花精完製過程中，持續與「宇宙花能量場」共振，確保訊息結構保持一貫的精準與完美。

●以獨家宇宙訊息能轉化技術，徹底淨化、還原與活化花精訊息的記憶體「水」與保存作用的「酒」。

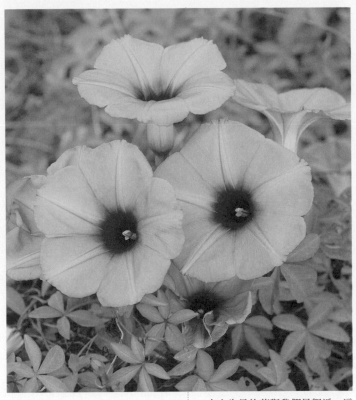

本土生長的花與我們最親近，這是我們最熟悉的「紫色牽牛花」

●為保持訊息結構完美無瑕，堅持不任意稀釋花精，一方面確保花精製成時的優良品質，一方面避免能量精準度被破壞，而降低療癒心靈的共振效果。

●為了徹底治癒情緒，建議使用單方花精，引領使用者完整經歷情緒調理的黃金期，使之深入覺察且面對自己的每一個問題點與療癒過程。

台灣花精的能量結構完美精準，一般使用者甚至還未服用花精，而只是以手握住花精瓶身，就能夠清楚感受到她對心靈、身體的共振能量，甚至她所行走的身體脈絡路徑。這就是能量精準度的最大特色。

如何
擷取花朵
訊息

為了讓花精具有共振心靈情緒的精準特性,從擷取到製作的每一個環節,都必須確保花朵訊息完美無瑕、不受干擾。首先,是花朵訊息的擷取。如何在這個階段就取得活生生與天地自然互動、結構完整的花朵訊息,是一大挑戰。以下是我擷取花精訊息的原則與方式。

花精的製作方式

準備好訊息淨化的純水,盛裝在水缽中,選擇地理磁場良好、生命力旺盛健康的花朵,在花朵盛開的顛峰期,讓花與淨水接觸,由具有花訊息能量轉化能力者,將花的能量場導入純淨鮮活的水中,在陽光的助力下轉化三至四個小時,花朵的精神能量藉由陽光的照射,將會釋放到水中,並轉化成訊息能量光波。水是訊息的記憶體,用以擷取和承載花朵的能量場。之後,再經過一定倍數的稀釋與震盪,將花朵的生命能量充分釋出後,以酒保存,置於深色的瓶中,以防止光線的干擾。這就是台灣花精製作過程的簡易說明。

為了便於瞭解,我們以物理原理簡要地介紹花精的擷取方式。

以愛因斯坦(Albert Einstein,1879～1955)最著名的「質能互換」理論公式 $E = MC^2$ 來說明,「質量」乘上「光」的平方就會產生「能量」。植物行光合作用的原理便是如此。換句話說,擷取花精時,花與淨水接觸(質量),透過陽光的照射會產生振動波,這個「振動波」就是花的精神能量,它會釋放到水中,被淨水記錄下來。

不過我製作花精是不受這個原理限制的,例如曇花是

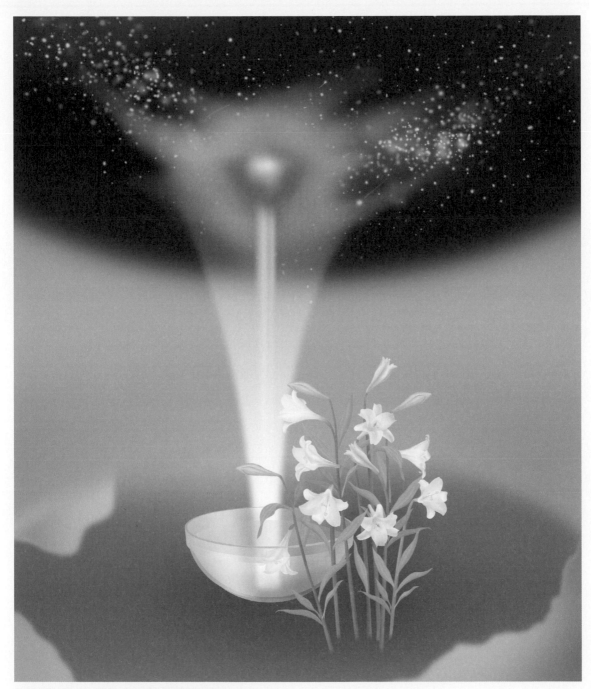

擷取花朵訊息時，要將宇宙花能量場的訊息導引至淨水中

在深夜開放，並沒有陽光可供轉化，但使用過曇花花精的朋友都表示，「曇花」將他們內在深藏的抑鬱、煩躁情結，調動出來調整，顯見「曇花」能量的爆發力十足。祕訣是要能夠調準頻率，連結花朵所相應的宇宙花能量場的訊息，所製成的花精能量才完整，而且花朵波頻也才能夠精準共振特定心靈情緒狀況。

花精母酊劑的擷取原則

首先，我們從花精母酊劑的擷取開始談起。「花精」是訊息能量，不含任何化學與物質成分。準備好淨化過的水，到山中尋找地理磁場良好，植株本身健康完整的花，將花朵的訊息能量導入，這才完成花精母劑的擷取步驟。這道手續看似簡單，卻需要經歷許多細緻的環節，才能真正取得完美無瑕的花朵訊息。

我在擷取花精前，需要先周詳地準備許多前置作業。在地球這個場域，有許多層次、空間是重疊在一起的，之中的安排是依照著宇宙的法則、大自然的定律。大自然中，存在著許多人類肉眼不可見的精神能量體，這些我們俗稱的精靈、樹神、山神等等精神能量體，皆與我們共存在地球上的不同層次與空間，雖然我們的肉眼看不見，但祂們確實是存在的，更何況我們可見的山川樹木、花鳥魚蟲這些更親近我們的生命體。

擷取花精前，我必須先到當地去調查地形，誠心供養當地的諸神、精靈等精神能量體、生靈、植物本身等等，告知祂們我將會在此擷取花朵的訊息，請祂們瞭解，並將空間空出來，讓我能順利執行這項任務。同

時，我還要調整整個山林或原野的能量，之後才能擷取花精，完成之後，還要再做回饋花場的供養，來感謝花朵植物、大自然、諸神靈。這就像到人家家中借東西，必須先向這家人說明，得到許可之後才能借用，用的過程要小心珍惜，用完後必須盡速歸還，跟人家道謝。

　　沒有做好事前的供養等前置工作，就冒然擷取花訊息，一來不夠尊重天地自然，二來所擷取出來的訊息不夠單純。而且花朵植物也會自我保護，若不尊重她，或者以機械方式擷取，她不會自願釋放出完整的結構和訊息，只會在非自主意願下被動釋出能量，而且可能摻入其他的雜訊，敏銳的人立刻就會感受到這其中散發著慌亂的訊息。由此可知，擷取花精等訊息能量的執行，是極度神聖的工作。

花精的製作祕訣——一花一世界

　　真正的花精製作有嚴謹的物理原理、科學方式。依據我的經驗，在擷取花朵訊息時，除了接收花本身的訊息之外，還有來自於宇宙的訊息能量。從花到水，在由物質轉為能量的過程中，所藉助的不僅只是太陽光，更重要的是來自於宇宙的能量，也就是連結宇宙中花的能量場。有人說：「一花一世界。」這個宇宙空間是確實存在的，而每一朵花無論大小，都和她的精神源頭緊緊相繫，擷取花朵訊息時必須把這個空間的訊息導入，能量才完整。

一花一世界。神祕的「紫牽牛」花心

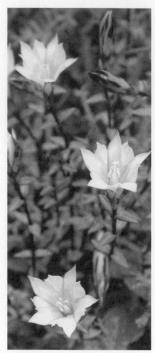

高海拔山區才看得到純淨的「白龍膽」

有關於宇宙花能量場的發現過程，各位可以參考我在第42頁「發現花朵生命力的本源」的說明。

尋覓純淨山林原野的花朵

本土花精的經驗，在臨床的運用上是十分成功的，我在花精這獨特的心靈療方之外，另拓展出各種藥草訊息能量、排毒訊息能量。心靈的需求可以靠花精來滿足，而生理的健康則以藥草、排毒訊息能量來調理，活用訊息能量的特質，架構出完全無負擔、無副作用的身心訊息平衡機制。最重要的是，以本土親切的花草，製作出最適合我們的體質與心靈的訊息，不但能量活躍、完整，訊息管道通暢，而且完全能夠貼合我們的需求。花精的精神與成功經驗，不僅可以延伸到其他的訊息產品，更可以在不同國家之間傳遞開來。未來，我也計畫到其他國家，為當地的人們研製出最適合他們的本土花精、藥草訊息能量等，讓宇宙訊息的法則真正落實與應用，為地球各個角落的人們，帶來更貼密的生命律動。

選擇訊息健康的花株

在擷取花朵訊息之前，要先觀察花朵植物所生長的環境，例如地理磁場是否良好，有沒有人為環境污染等。在台灣地區，要尋得好水好地，並不是難事。在環境清幽的地方生長的花朵，汲取大自然地水火風的精華，本質上就顯得雅潔清靜，最適合當作擷取花精訊息的母株。

此外，花朵外型是否完整健康，植物生長過程中有沒

有受傷的經驗，以及是否受外在訊息的干擾，而記錄了不必要的雜訊，都是擷取花精前，選擇花株必須考量的要件。

在研究與實驗花朵植物記憶周遭訊息的能力時，我曾經有一次難忘的經驗。

我在住家附近，找到一株外觀看起來十分健康的狗尾草花，為了研究花朵訊息，我將之擷取下來，帶回家加以分析。當我把花朵訊息交給妻子秋敏解析時，並沒有告訴她這株狗尾草花的來由。秋敏握到花朵訊息立刻感到奇怪，從訊息之中，她感受到一股死亡的氣息，她看到「一輛車中坐滿了身穿白衣的幽魂」的意象，嚇得馬上把手中的花精拋開，直問這是在哪裡擷取的訊息！

我這才告訴她，花朵母株生長的地方有一戶人家，正是從事與殯葬有關的加工產業，只是門口沒有懸掛招牌，生人不容易知道。這戶人家門口常停放著一輛貨車，專供運送殯葬加工產品使用。生長在這戶人家旁的狗尾草，不但記下住戶的訊息，就連貨車往來喪葬場合這類移動的訊息，也細緻地記錄了下來！

花朵在成長的過程中，為了適應生存環境，不但會記錄周遭地理磁場的訊息，植物本身也可能帶有針刺、分泌毒液等自我保護機制。植物會記憶友伴或自己愉快的、受傷的經驗，隨順自在地回應大自然的律動。人工培育的植物則對人的情緒感受力非常敏銳，受關愛的植物總是生氣蓬勃，反之受人傷害、辱罵或忽略時，便會垂頭喪氣甚至以死相待。這許許多多訊息，都會記錄在花朵植物的生命訊息之中，而表現在她的生長外觀上。

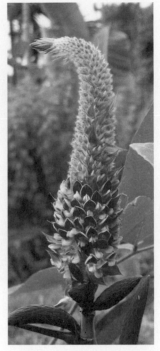

「狗尾草」只生長在有人居住的地方

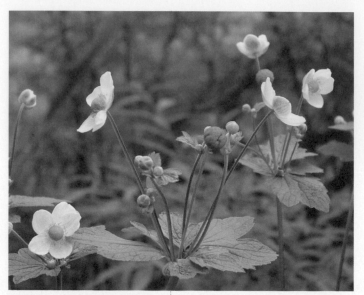

花朵只是連接花能量場的「天線」，擷取花精時不需要傷害其生命

因為花朵植物擁有彷彿和人一樣敏感細緻的覺知，選擇擷取花精的植株時，一定要考量其生長的地理磁場及與環境的互動是否純淨良善。此外花株的生命訊息是否活潑健康，沒有病蟲害、土壤或農藥等化學污染源，遠離墓地、高壓電磁波等負向磁場干擾，並且花朵正值盛開期，外貌完整鮮活有生氣，受人工栽植者須在主人呵護與關愛祝福下成長……這種種的條件，便是選擇母株務必列入考量的要件。

最重要的是，擷取花精時必須能敏銳感知到，花朵所傳達出的諸多正、負面訊息，進而修復或轉化不適合人的訊息結構，完整保存正面而有益於人的訊息！

回饋花能量場，不傷害花草植物

取之於自然，當無私地回饋自然，這是一種對生命的尊重，也是與大自然良性平等的互動。古代或原住民族擔任醫療工作的巫師或醫者，在採擷藥草時，都會慎重地舉行儀式來祈福、祝禱、回饋天地、植物。同樣的，擷取花精時的心念也很重要。到了山林之中，想要恣意取用訊息為一己私利所用，這樣的心念所吸引共振到的，是療癒效果受限的訊息。

擷取訊息應避免傷害花朵，因為花朵植物會將這些傷害的訊息一一記錄下來！除非製造者對訊息夠敏銳，有能力細緻地轉化這些負向訊息加以修護，否則訊息就會留存在成品中，潛在影響使用的人。此外，在把花朵摘採下來的那一刻，花朵和大自然間的活潑互動磁場、與生命本源的連結，都被截斷了，所擷取的花精訊息，便只限縮在花本身，其訊息的精準度、鮮活度、影響生命的深度與廣度，也因此大大削弱。

懷著喜悅感恩之情和花朵真心互動，體驗花朵所散發的愛的訊息，以真誠、銘謝的廣大心量來供養花能量場，並且利益大眾——這是擷取任何宇宙訊息能量都應具備的心量。

擷取花精之前，要悉心地為花朵調整好訊息結構，使之健康歡喜。花朵是連接宇宙花能量場的天線，我們只透過她的結構場來連結花朵的完整訊息，並不需要把她摘下來。擷取步驟完成後，花朵植物依舊能活生生的存在於天地之間，生命力沒有損傷。

敏銳細緻的花朵，感受到擷取者的善意，也會展現出她們純真無私的本質，在擷取者的誠心邀請之下，她們自發自願地奉獻出自身完整美好的訊息。我深信，在尊重大自然，互惠、平等心的前提之下，運用天地的訊息能量，才能對人類發揮最大的療效，啟迪生命的深層意義，讓宇宙法則生生不息地運轉下去。

台灣花精
的獨特
製作祕訣

從 高山原野中取得的花朵訊息水，只是母酊劑，能量尚未完全激發活化，因此還不適合當作花精直接使用。首先花朵訊息必須經過淨化，剔除不必要的、負面的訊息，保留有益於人的正面能量，而且確保訊息結構的完整性。純正的花朵訊息轉載複製到水裡之前，擔任「訊息記憶體」的水必須先行淨化，將水中原本所記錄的訊息一一消磁，才能確保花朵訊息進入之後不受干擾；保存作用的「酒」的訊息淨化與醇化，可以避免酒的刺激性或釀製過程記錄的訊息，傷害或影響花朵訊息。藉由稀釋與震盪的步驟，才能夠激發花朵能量，使之活化，完全開展。

製作花精的每一個環節都不能輕忽草率，才能確保花精的訊息精準，直達心靈，共振平衡情緒磁場，開展花精核心的精神。

獨特的水訊息淨化方式

花精完全沒有任何化學或物質成分，唯一的介質是水。花精是以淨化過的水當作記憶體，將花朵的精神力量貯存在其中。

水從宇宙間來到地球，原始結構本來潔淨無染。然而水亙古以來便穿梭於山河大地之間，在地球上的年歲比起任何生命更為久遠，而它擅長記錄訊息，就算汲取深山泉源最乾淨的水來分析，其中也飽含特有的訊息。

水是最好的記憶體，科學家早已透過水的結晶體，證明它會記錄無數無量的訊息，包括怒罵或讚美也會讓水產生截然不同的變化（註：參考江本勝《生命的答案，水知道》、

《幸福的真義，水知道》等書）。花朵訊息是敏銳細緻的能量波頻，若放入沒有訊息淨化過的水中，結構可能受到干擾或扭曲，影響很大。

為瞭解這個問題，我思索著如何徹底淨化水中雜訊，同時也讓水質穩定，不再輕易記錄周遭訊息的方式。

與「一花一世界」的花能量場原理相通，我循著水的訊息能量溯源，發現了宇宙中水源頭的能量場，以其能量轉化淨除水中的訊息，不但簡易徹底，而且還能讓水還原到本然的性質，這時的水是最純淨不受污染的狀態。

打個比方，我們都知道金字塔可以聚集能量，之所以如此，是因為它能與宇宙的能量場相應。就像道家修練

水穿梭於山河大地之間，在地球的年歲比任何生命更為久遠

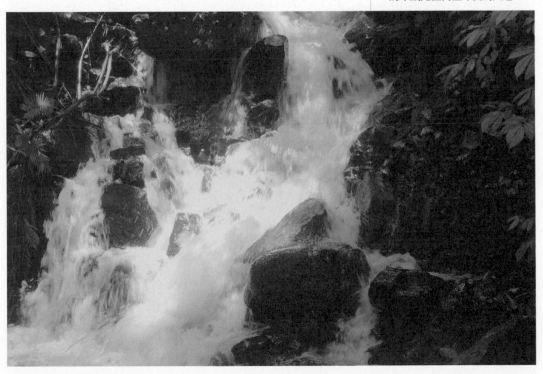

五行「金、木、水、火、土」一樣，宇宙中也同樣有五行能量場與之相應，因此五行在地球上才有運行的能量。舉例來說，木是青色，治療肝臟，在地球上屬東方，而往東方的角度若沒有青色的結構，地球上是相應不到這個磁場的，青色也就無法產生治療肝的共振能量了。宇宙法則都是以共振相應的方式運作的。簡單來說，我是運用宇宙裡水的源頭的結構，讓它和水中的分子共振，以淨化其中的訊息。

運用宇宙水能量場來淨化水，不但使之訊息純淨、水質穩定，而且水分子變得十分細緻、活躍，結構穩定扎實，不再輕易受到外在訊息的干擾。更重要的是，它讓花朵訊息安穩入住，長保能量結構的穩定性，精巧、活化的水分子能夠承載花朵訊息，進入身體細胞當中，讓花精能量充分發揮作用，無形中使花精共振與平衡效果更為強化了。

水的本質與心靈相通

水擅長記錄訊息，當我們以宇宙水能量場淨化過，讓水還原到原始結構時，它是最純淨不受污染的狀態。這就好比我們人類，雖然容易受各式各樣的慾望而左右、牽擾，但當我們回歸核心的心靈本質，卻永遠純潔無瑕。也因此，訊息純淨、結構完整的水，不但能和宇宙水能量場遙遙呼應，也能與我們存有70%水分的身體能量場相應共振，發揮淨化心靈的功能。

水的純淨與否，對人體健康甚至心靈的影響是如此重大。其實只要將水中的雜訊一一消磁，把其結構還原，

使水分子活化、細緻化，這樣的水就是身心最好的淨化、滋養補充劑。隨著訊息時代的來臨，人們生活品質的要求也會益趨提升，訊息純淨的水將徹底改寫我們對飲用水的既定概念，我們也將瞭解，回歸自然純淨的生活方式，以及追求身心靈的成長，是無分軒輊的！

淨化過的「酒」質淨香醇

至於具有保存作用的「酒」，因為在釀製過程中夾雜了一些製作及保存歲月的訊息，還是需要經過訊息的淨化與醇化才能使用。若把沒有淨化、醇化過的酒，直接加入存有花朵訊息能量的水中，酒的刺激性質會讓花朵訊息彷彿被燙傷似的，瞬間干擾花朵訊息，扭曲花精的能量結構，就如同電視畫面受干擾時一樣，花朵形象會變得扭曲而隱約不明。所以淨化酒也是不可忽略的步驟之一。

經過訊息轉化的酒質純定淨，它的特質被強化了，不再有刺鼻的酒精味道，而有醇潤香甜的口感，同時散發出清香。因此使用過台灣花精的人都會發現，它沒有強烈的刺激酒味，反而有一股淡雅的清韻，老少咸宜，甚至有人可以聞見花的香味。

如何讓酒與花精相容而不影響其原來的品質，也是需要注意的。

首先要將水與酒的配比調整好，確定一切安定之後，再讓花精入住其中，接著是稀釋與震盪步驟，過程中時時確保花精的訊息與花能量場有完整的連結。每一瓶製作好的花精，都要跟宇宙花能量場持續連結，除非受到

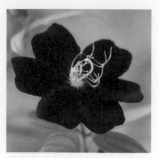
一朵花的訊息能量比一片花瓣更
為完整

電磁波的徹底破壞，否則花朵訊息可長保完整無瑕。

　　無論是純淨、細緻、活化的水，或者淨化與醇化過的酒，都讓花朵訊息有了溫暖舒適的存在空間，不但訊息結構自始至終都能夠維持一定的完整與精準度，而且水、酒與花精訊息之間，更發揮了彼此活化的加乘效果。研發製作每一瓶花精時，必須如此堅持，才能讓花訊息發揮最適合的效能、最精準的效果。

獨家的稀釋與震盪步驟

　　從自然界裡擷取到的花朵精華，所製成的母酊劑，訊息尚未激發活化，不適合直接使用，必須經過一定倍數的稀釋與震盪的步驟，才能讓訊息完全開展、能量倍數放大。這兩個步驟必須做到非常精準，才能使花朵訊息完整呈現，恰恰能夠共振人體的能量場。

　　一朵花與一片花瓣所帶有的訊息，或者一個人與他身上的一個細胞所帶有的訊息，毫無疑問是一樣的。所以人身上的一個細胞就可以複製出一個人——這是訊息特有的「全息」性質。但是，一片花瓣訊息能量呈現的完整性，與一朵花的訊息能量呈現的完整性，可就截然不同了。

　　基於訊息特有的全息性、複製性，我們將母劑加以稀釋，但需要注意的是，並不是無限制的稀釋，因為過度稀釋的結果，仍會影響花朵訊息的完整結構。台灣花精的稀釋倍數，經歷無數的研究結果，嚴格遵循最佳的比例。

　　緊接著是十分重要的「震盪」步驟。稀釋後的花精原

影響花精訊息的因素

上列
淨化與活化水
及酒

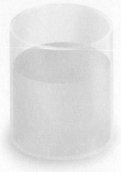

經過淨化、活化的水

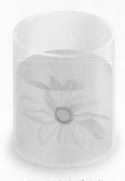

花朵頻率安穩入住

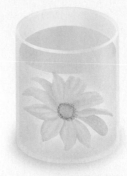

淨化、醇化的酒不具刺激性，加
入水中，不影響花朵訊息

中列
未淨化的水
存有許多訊息

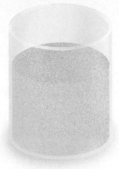

泉水中記錄了許多訊息

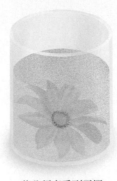

花朵頻率受到干擾

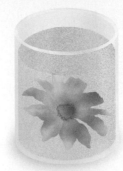

未淨化的酒充滿刺激性與雜訊，
加入水中，使花朵訊息扭曲

下列
稀釋與震盪

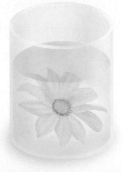

恰當的稀釋與震盪，花朵訊息完
整展現

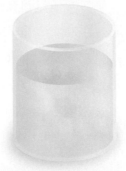

過度稀釋，花朵訊息變得模糊，
輪廓不清

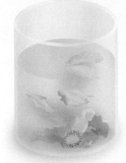

過度震盪，花朵訊息像瀑布沖刷
下的花朵，破碎扭曲

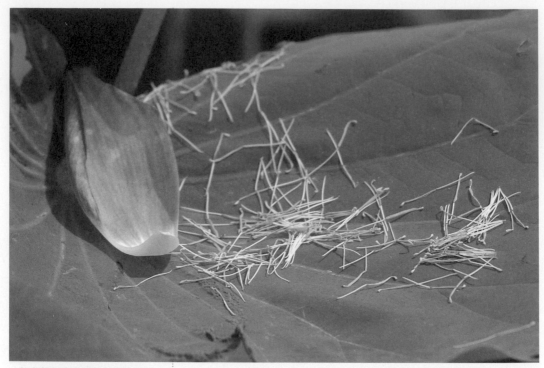

一片花瓣的訊息雖然和整朵花的訊息是一樣的，但共振的能量結構深淺不同

液，必須經過一定次數、同等頻率及固定強度的震盪過程，花朵訊息才會完全開展，呈現最完美的結構狀態，及訊息活潑度。

經過無數次的實驗結果，我發現在花精的震盪步驟，花朵訊息放大達一定的倍數時，會得到最完整的結構，這個倍數必須精準掌握，過與不及都會使訊息變得模糊。過度稀釋或震盪的花朵訊息，就像瀑布沖激下的花朵，結構勢必因為過度沖刷而扭曲或支離破碎。此時殘存的花朵訊息隱約留在水中，卻已不具有完整的結構，及精準的頻率。

就像收聽廣播頻道一樣，頻率精準，接收到的訊息就很清晰，頻率差一點點，雜訊就會導致收聽的訊息模糊

不清。我們的情緒磁場承載著一定的能量，唯有純淨清晰、能量結構完整的花朵訊息，才能精準共振到核心磁場，進而發揮有力的平衡撫慰效果。

花精母劑經過稀釋與震盪步驟，花朵訊息才能完整開展，真正直達心靈核心，進行身心情緒的徹底療癒與平衡。因此我們堅持使用時絕不可再自行稀釋分裝，以確保訊息共振心靈的精準度，自始至終保持如一。

自行稀釋分裝花精？

任何瓶裝量產的花精，都不可能是濃縮的母劑，而是經過各廠的調製步驟，製成最適合人使用的成品。所謂的稀釋與震盪，也不是自行分裝於未經訊息淨化的水中，不分比例、無限制的做稀釋與訊息拷貝，或者單單以手隨意搖晃瓶身，就可以讓訊息的活潑度還原開展。

各人的手勁力道強弱不一，震盪頻率快慢不一致，次數可能過度或不及，都會影響訊息結構的完整性。此外，花精的頻譜與作用路徑不一，應該先深入瞭解，若逕自把不同花精稀釋混合，極有可能造成花精頻率彼此抵消。再加上把未經訊息淨化與醇化的酒，直接加在花精訊息稀釋的水中，也會破壞花朵訊息的完美結構。

花精是細緻的能量波頻，人的情緒是一個個頻譜振幅、強度不一的訊息場，除了某些較為淺層的情緒問題，只需要充分瞭解自己的情況，找到符合自己服用的花精之外，有些花精會牽引出心靈深層的情結進行調整，對人的影響比較深遠，建議應該由專業的花精治療師，在深入瞭解每個人的獨特情況之後，慎選恰當的花

精來使用。否則，在不瞭解花精頻譜與作用路徑之下，隨意抽選使用，極有可能造成原本應共振抵消的負面情緒，反而疊加強化。

正因為深入研究，瞭解到每一個過程都對花精訊息精準度的影響甚鉅，所以我才堅持嚴格的品管過程，務求花精品質完美如一，因為唯有如此，才能貫徹花精的精神本質，徹底平衡情緒磁場，活躍靈巧地進入各各相異的人體能量場，進行心靈核心的重建工程。而這也就是台灣花精訊息結構完整、精準，絕不需要再自行稀釋的最重要祕訣！

震盪的次數影響花精分子的細緻度

經過訊息淨化的水，震盪的次數要格外注意。隨著震盪次數增加，水分子會愈來愈細緻，而且益發活躍，此時水中的花朵訊息也會隨之活潑起來。若過度震盪，花朵訊息會變得不安定，水分子也可能太過細小，而介入心靈的層次太深，對人的影響無法預料；然而若震盪次數過少，則花朵訊息無法被激發活化，能量結構也就難以精準，達到徹底平衡情緒的效果了。因此，震盪次數過與不及，都會影響花精能量的結構穩定性。

若在這個環節的技術操作得當，可以針對不同的心靈情緒需求，而開發出屬性各異的花精系列。例如我除了研發出一般心靈覺醒系列的花精之外，也針對心靈層次已開發程度較深者，研製出能量更細緻、更綿密的「高階心靈系列」花精。配合花朵靈性的屬性、生長環境的選擇，以及製作配比、震盪次數的掌握，高階心靈系列

花精作用的意識更加深層，甚至能夠直接進入細胞DNA中，重整、提升、轉化潛意識的訊息，幫助人的身心修持達到更高的靈性層次，進入廣闊光明的宇宙空間。

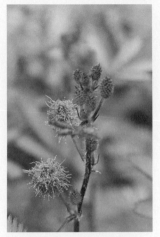

「紅花含羞草」點燃生命動能

有一位擁有多年自修經驗的個案使用了高階心靈系列的白蓮花花精。他這才驚覺世俗生活中的仇恨紛爭，已打碎他一身的清明，他心中對仇家忿忿不平的同時，自己也深陷情緒困擾，不可自拔。白蓮花宛若晶瑩剔透的水晶，照見他的城府之心，化解他的怨恨，也將他從污泥中拔擢而出，讓他重新回歸本質，聖潔的心靈花朵再度綻放。

另一個對心靈探索有著濃厚興趣的個案，使用的是紅

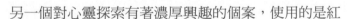

個案分享

今晚精神特別的好，想想已經凌晨也該入睡，隨手拿起枕邊即將見底的花精，用力將吸管伸到瓶底，僅剩數滴花精便輕輕的滑入舌下，我靜靜安定心神等待睡意，一下子，我居然意識清醒的進入夢境……。

我站在廣闊無邊的空間，四周沒有任何光點，伸手不見五指，我踩著沉重的腳步，心裡頓時被四周黑暗的氣氛給震住，我失去前進的方向指引，沒有任何依靠，這世界只剩下我。

此時頭往下一低，驚見放於肚子前方的雙手，燃起微弱的小火光，為了使前進的腳步充滿安定與無懼，我用意念努力將手中的火光，點得更光亮，捧著越來越大的光球，我心中不再遲疑害怕，慢慢一步一步的往前進，在無盡的廣大世界中……。

這夢境只有數分鐘。夢醒時我明白，一生中我都在找尋依靠——父母、朋友、伴侶、子女、信仰……卻發現當生命結束時，所有現實的人、事、物都會消逝，而我呢？原來生命延續的動力在自己，我必須充盈靈魂的資糧，在這充滿挑戰與創造的人生。

感謝含羞草美麗的祝福。

花含羞草花精。花精透過夢境傳達了重要的啟示。

震盪與稀釋的過程中，同樣必須連結花朵的能量場，這樣才能調製出花精的完整結構。花精有了完整的場結構，無論經過多久的時間，瓶身有多少人碰觸過，都會自動修復花朵訊息的完整性。

製造花精的過程很繁複，每一個步驟都必須嚴格把關，無論水的配比、酒的濃度，震盪與稀釋步驟，都以不影響花精的完整結構性為前提。此外，有了宇宙花能量場的訊息導入，更可以確保花朵訊息的高度精準特性。台灣花精基於細緻的製作過程，在能量精準度與訊息的完整性上，有獨步國際的技術優勢。

順勢療法與花精療法的差異

我們常會以順勢療法的原理來解釋花精的作用，舉例來說，一個人有恐懼的情緒，就找到一種有恐懼頻率的花來治療他。這是順勢療法「以毒攻毒」的原理。簡單來說，順勢療法採用的是自然的療法，激發人體自主防禦能力，讓人自然而然恢復健康。把有毒物質如砒霜等，運用稀釋或震盪方式，將物質的質量稀釋到幾乎不存在，此時能量會達到最高。醫師運用此藥物將病人的症狀激發出來，進而排出體外，使人體自行產生抗體，提升免疫系統能力。

花精和順勢療法相似的部分，是兩者都有稀釋與震盪的步驟。我發現，花朵訊息在稀釋達一定狀態，震盪至一定倍數時，確實會激發其能量，使之全然開展，此時所得到的，是訊息結構最完整狀態的花精能量。然而，

若將花精訊息不斷稀釋再稀釋，卻會導致訊息愈來愈模糊扭曲，最後能量結構瓦解，只剩下些微的撫慰效果。花精訊息的這個特性，與順勢療法顯然十分不同。

此外，根據我臨床應用的經驗，花精的作用不只是「以毒攻毒」平抑情緒而已，最主要是心靈層次的引領，當花朵愛的本質與結構進入我們的意識中，內在原本匱乏的部分會滋長，創傷的坑洞會修復，心靈才能得到真正的轉化與提升。花精提升人的靈性層次，進入更開闊的生命意義當中。

花精是細緻的振動波頻，大部分的人雖然對能量的感受比較不敏銳，而無法覺察到這微細的振動，可是當花精進入身體後，卻可以明顯感受到自己身體及心境的變化。我衷心期待透過訊息完整、能量精準的花精，這份美好的花國度珍寶，能夠以正確的理念傳遞開來，讓更多人感受到花精真正的愛的精神，體會到身心靈各層次的開展與昇華。

料理用的生薑，薑苞從不開花，在擷取花精時卻意外盛放，連薑農都驚嘆！

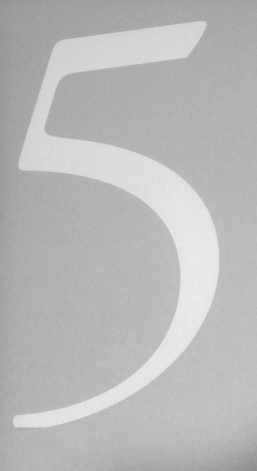

5

如何選用花精

我所擷取的花精，有些來自高山，有些則在平地，她們的屬性究竟有什麼不同？在應用上有什麼影響？此外，在花精一片複方的流行潮流中，我們仍舊主張使用單方花精為原則；而且我認為花語應該有彈性的調整及應用。接下來我將逐一說明我在應用上的心得。

　　隨著台灣花精體系的建立，花精的應用層面也將作更細項的區隔。包括「心靈覺醒系列」花精、「高階心靈系列」花精、寵物花精等，此外還有花精與藥草訊息、花精與宇宙光波結合等複方花精或其他訊息能量。

　　善用花朵特性以及訊息高度精準的特點，我把目前所研製的八十幾種「心靈覺醒系列」花精，再區分為兩大類：一是「心靈健康」類，一是「深層療癒」類。

　　前者已有四十多種，未來會持續研發，針對情感、工作、人際關係、壓力等生活中常見的淺層情緒問題，逐項以不同的花精來調理，這一類的花精可以不需要經過心靈諮詢，只要你掌握自己的情緒狀況，瞭解花語特質，就能直接指定服用。後者則屬於作用甚為深層的花精，使用前，建議經過花精治療師專業的諮詢，精確掌握你的心識狀況之後，再協助你擇取最恰當的花精，並且提供使用過程的心理專業輔導。

單方與
複方花精

我所擷取的花精有來自海拔幾千公尺高山的花朵，也有的是低海拔的平地花朵。高山花精與平地花精有什麼不同呢？打個比方，住在高山上的人思想單純、情緒直接，與住在平地或都市的人完全不同，同理，高山花朵與平地花朵也是如此。

高山花精還是平地花精比較好呢？

有些人以為高山的花精比較純淨，事實上從台灣花精的擷取過程就可以知道，無論高山或平地的花精，絕不可能有污染的疑慮，因為她只需要以特選的菁英花朵為天線，擷取其精神訊息，免去了大量採擷、萃取物質成分的程序。無論高山或平地花精，每一種都有不同的特質，對於現代人的情緒互應，只有適合與不適合的問題，並沒有品質好壞之分。

我們發現平地接近人群的花朵，對應的情緒頻率跟大眾比較接近，所相應的情緒更為多元，實際應用時，平地花比高山花使用更為廣泛，平地的花精似乎更瞭解人在複雜生活下的心靈困境。若是為了提升靈性層面的狀況，則選擇高山花精的可能性比較高。高山花自在、純淨、自信；平地花則表現自愛、自信與滿足感，她們具有高度適應周遭環境的能量。

例如我把生長在海拔九百公尺高的山谷裡的「高山絲瓜花」製成花精，也因為需求不同，另外製作了「平地絲瓜花」花精。兩者的品種相近，花朵形狀與顏色也很相似，都跟人非常親近，但是因為地理環境與周遭訊息的差異，讓花精的作用有了差距。

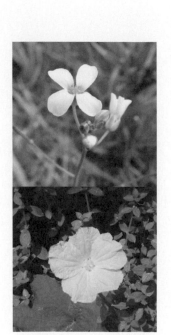

高山花提升心靈，清新、純淨
（上）「玉山筷子芥」轉化孤傲個性，活潑自在的展現自我
（下）「高山絲瓜花」使人甦醒，踏實面對生活

「高山絲瓜花」因為生長在清幽的山谷中，訊息較為清靜，她能使心輪開闊，讓人甦醒，適合思想單純，情緒直接的人使用，讓他們更踏實的面對生活；「平地絲瓜花」因為接近人群，能夠相應的頻率與情緒比較廣泛，她的能量廣闊沒有邊際，作用比較平穩，對於現代人較為複雜的情緒狀況，有很好的平衡撫慰效果。我讓工作環境人事多變，或是長期居住在都市裡的人使用，總是十分相應。

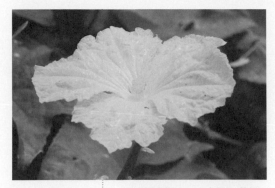

平地花瞭解人心，自信、滿足
「平地絲瓜花」貼近人群，適應複雜多變的人事與環境

僅僅是海拔高度不同，在花朵特質上就有明顯的不同。深入來說，不同的花精記錄了不同環境的訊息，同一地理、水土、人文、意識之下的互動最為密切，這也說明了為什麼台灣花精很適合我們來服用。

有一位個案在服用咸豐草花精時，發生了一件有趣的事。他心裡不斷聽到有人罵「三字經」，這令他無法忍受，從小到大，他最痛恨的就是聽到別人口吐穢言。他心想：「嗯，祈明老師的這個花精在哪裡擷取的，是不是剛好有人罵髒話，被這株植物記錄下來。難道她也學會罵『三字經』了？我一定要去問一問。」我聽了之後，忍不住笑了出來，反問這位個案：「你是不是對『三字經』有特別的情結啊？」

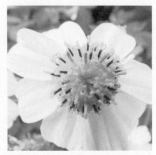

「咸豐草」平易近人，自由、快樂、自在

原來，咸豐草花精的特質是讓人擺脫不必要束縛，無論完美與否，都能夠自在的展現真實的自己。花精靈活作用，使心靈覺醒，而心靈以智巧的方式凸顯心智的藩籬與界線，其實並非花精會罵「三字經」，而是在花精

的助化下，心靈能量提升，調動深層意識中他最排斥的部分，藉以提醒他不要過度在意。因為這次的經歷，他緊繃的態度似乎鬆坦不少，整個人也顯得自在多了。咸豐草花精正是我運用最廣泛的平地花精之一，是不是非常細緻敏銳、貼近人心呢！

平地花比高山花更敏感，因而思慮細密或是已適應複雜環境的人，就比較容易與平地花相應。台灣花精目前有八十多種，高山花精包括玉山毛蓮、玉山水苦藚、高

台灣草紫陽花

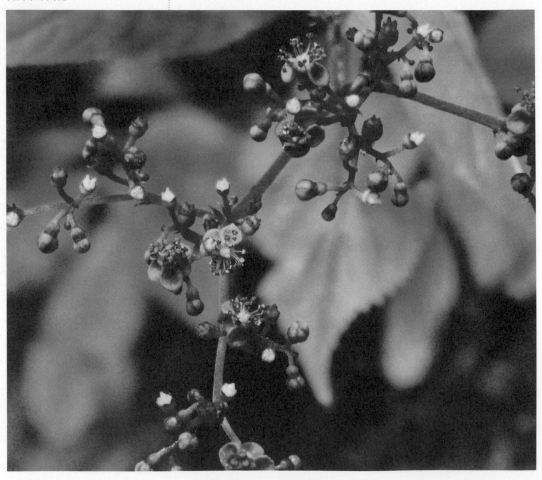

山薔薇、台灣油點草、台灣角桐草、台灣黃龍膽、台灣藍龍膽。舉例來說，「油點草」、「角桐草」所生長的地方都是地靈人傑之祕境，當地每一株植物都像入定深修的狀態，所以這兩種花精都保有難得的清淨特質。

又例如「台灣草紫陽花」，從花苞、花瓣、花蕊、果實都是藍紫色，能量的層次作用於深層的精神面，屬於修行訊息的花精。花精的母株生長的地方，是天然的修行場地，遠離人世、遺世獨立，所以花精給人的感覺不熱情，卻很穩定，能夠快速進入心靈與心智層面。有些人過於形而上，無法在生活中落實，真正從人的角度出發，這個花精也很適合他。「草紫陽花」給人寧靜、安詳、自在的能量，使人回歸初心，開發自性，具有開啟內在自我生命力的動能。適合靈性上較為單純澄澈，需要再提升心靈層次者。

有關高山花精與平地花精的比較，可以參考我的第一本著作《發現台灣花精》，有更為詳盡的說明。總之，每一個階段可能使用的花精都不同，初期只是整理淺層的情緒，也許可以依照自己的喜好選擇花精；然而當逐漸邁入深層的情緒療癒時，建議還是尋求專業的諮詢與檢測較為周全。

花精除了治療不同情緒的作用，也有提升正面特質如愛、清明、自信與自在的效果，此外任何花精都有提升靈性素質，活化身體細胞，調整內分泌系統，淨化排毒等基本功能。只要適時適切，無論我們呼應的是哪一種花精，都能夠針對身心靈進行全面性的調整與提升。

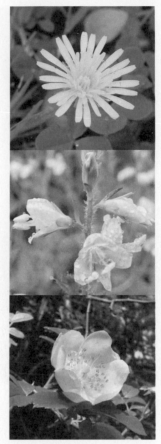

（上）玉山毛蓮花
（中）玉山水苦蕒
（下）高山薔薇

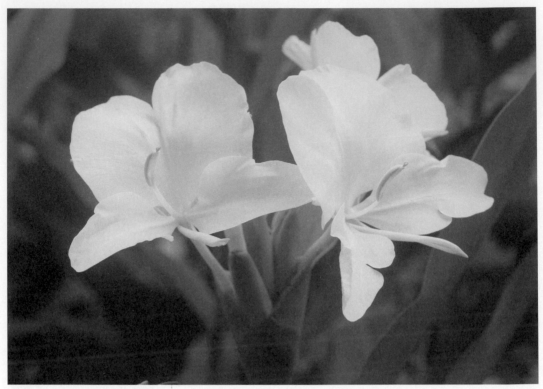

「野薑花」紓解壓力與深層憂鬱

複方花精優於單方花精嗎？

　　針對不同的花精能量對心靈的影響，究竟該如何運用單方與複方花精，才能達到最佳的平衡提升效果呢？我的看法是，務必要深入瞭解花精在人體的運行作用特質，避免訊息抵消的疑慮，才可能靈活彈性運用單方與複方花精，達到最佳的共振療癒成效。

　　我在擷取製作花精的過程中，不僅保存花朵本身的療癒訊息，同時也把花朵和大自然間的互應磁場，以及花朵精神所銜接的宇宙能量場的訊息，同時收錄了下來。因此，無論在訊息頻率的精準度上，花精訊息銜接的管道上，每一種花精都十分清晰明確。愈是深入瞭解這一

點，愈要謹慎應用複方，才能避免訊息抵消或承接管道混亂的情形發生。

單方花精與複方花精各有優點。舉例來說，把疊花花精及蒔茶花花精的複方給某個人使用。疊花花精是抒洩內在壓抑的負面情結，再加以平衡調整，使之恢復平和；蒔茶花花精則是穩定情緒。使用者究竟呈現的是哪一種花精的作用，將無法判讀也難以覺察。在這樣的情形下，單方花精的確比較能夠清楚呈現花精所整理的特定情緒。例如，白天服用野薑花花精，以面對生活、工作事件的壓力，晚上則使用疊花花精來整理內在深層的情緒。像這樣選擇特定的時間，來調整特定的情緒，不失為兼顧情緒深度與平衡調理的好方法。

花精療法主要是讓人能夠面對及整理自己的情緒，我所規劃的花精療程約為 10 至 14 天。根據個案的使用經驗來看，花精從牽引出特定情緒面，到完全平撫調理，所需要的時間大約是一個多星期。情緒的療癒好比剝洋蔥，因此找出情緒問題點，一次選用一瓶單方花精，專注地處理一種情緒，循序漸進，效果較為顯著，個案也可以依據花語清楚檢視情緒的轉化。若只是將花精當作日常的保養品，當然無妨，只是依心情而隨時抽選不同花精來使用，很難定心瞭解花精的個別特質，以及深入覺察花精對治的情緒因子，更何況是提升與改變自己，以徹底平衡特定的情緒問題。

此外同一種花精作用的深淺層次，會依使用者的心識狀況而調整，每個人的反應程度極有可能不同。或許我們可以歸納出某一種花精是針對某一種特質、情緒或某

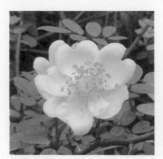

「高山薔薇」明耀的白光無比溫
暖，散發大愛

種個性的人，而建立一套經驗法則，讓操作更簡便。例如「野薑花花精」紓解壓力，所以有壓力的人都使用這個花精。但花精是靈活的、有智慧的、可以巧妙運用的，縱然相隔半年後，再度用到同一種花精，所影響、共振的層面也不會相同。因此我認為應該盡量彈性運用花精。

很多人都有過隔一段時間，再度使用到同一種花精的經驗。例如第一次用高山薔薇花精時，感覺工作壓力再怎麼沉重，心情還是可以保持放鬆、溫暖、有動力，這時我們是因為工作壓力而與高山薔薇相應。也許三個月後我們的心靈智慧提升，觸動得更深層了，卻再度測得高山薔薇，這一回，我們所呼應的不是工作壓力，而是潛意識的憂鬱與緊繃，我們可能感受到莫名的悲傷、抑鬱、緊張怕受傷的情緒被調動呈現出來轉化。持續使用花精半年，我們的心靈變輕盈，意識清明了，可能還是會與高山薔薇相會，這次她徹底發揮正面特質，明耀的白光無比溫暖，讓我們更有動力與熱情面對生命，散發大愛！就這樣，花精由淺層到深層，靈活精巧的進行清理，又像是一盞盞的明燈，逐一照亮我們心靈的各個角落。

單方花精：掌握情緒問題點

進行專業的花精諮詢時，我們可以依個案的狀況，以花精的正面特質、對應的負面情緒，或個性對應等方式，活用花精，搭配出最適合個案獨特心靈狀態的花精療程。例如恐慌症者，不見得只能使用幾種專門針對恐

（右頁圖）如水滴大的「刺蓼」，
可避免負面能量干擾

慌的花精，花精治療師可
以依個案的情況，先解決
迫切的情緒問題，使之快
樂、安定，當個案對花精
的成效清楚之後，再輔導
個案一起面對主症狀的治
療。

　如何在八十多種花精當
中，找出五種左右最適合
個案測試的花精呢？花精
治療師能對不同花精有深
度的體認與瞭解，最是重
要。花精就是能隨著每個
人的情況不同而變化，因
此治療師更要具有彈性，
而非只是套用公式來使用
花精。

　即使面對情緒症狀較為
嚴重的患者，我們基本上
仍舊以單方花精來治療，
個案透過諮詢，很清楚每
一次所面對的情緒是什
麼，逐一整理。當然也有
例外，例如我治療過一些
有重度憂鬱症或躁鬱症的
病人，由於他們的情緒問

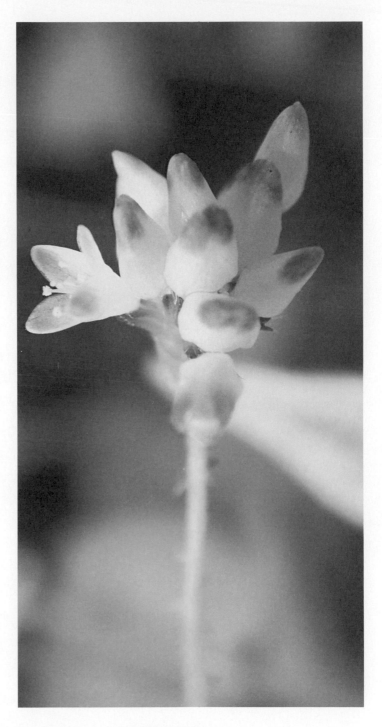

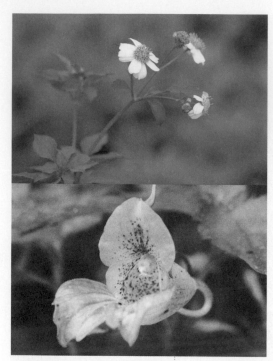

（上）「咸豐草花」黏人的種子總
是喜歡跟著人一起回家
（下）「紫鳳仙花」讓人在定靜中
散發魅力

題已經嚴重到無法靠自力扭轉，我在臨床上會採用花精加上宇宙能量光的複方花精，先緩和病徵，修復失衡的身心磁場，讓憂鬱症狀減輕，再慢慢喚回他們的意識自覺程度。最後還是恢復單方花精，使他們能清楚掌握且克服情緒的癥結。

複方花精：無限發展的可能

　　除了對應的情緒特質之外，不同花精能量作用的路徑也不同。例如蓮花花精從海底輪運行到頂輪，而「台灣黃龍膽」與「刺蔘」則是由上向下運行。若將這兩種運行方式不同的花精調製成複方，則能量會相互抵消，花精原本承接的管道也會錯亂，無法充分發揮花精原有的療癒深度。

　　因此製作複方時，要依「君臣佐使」的原則，也就是有主要作用花精配上輔助的花精群，兩者必須沒有頻率抵消的情形，而能夠相輔相成。因此複方的使用上，我們傾向針對個案特別調配，或者針對一般大眾常有的情緒問題，選擇幾種能量場不相悖的花精來調製。

　　若不是很瞭解花精的特質、波頻，以及進入人體後的運行方式，只是任意混合使用，治療上會顯得不夠深入。以台灣花精為例，每一種能量在人體運行的方式、對應的情緒都需清楚，例如「野薑花」治療淺層的壓力，加入「鳳仙花」與「咸豐草」給人快樂，甚至再加

上其他提升自信心的花精，在確定每一種花精的承接管道不會彼此混亂之後，重新將她們共容的結構調至最完美，這樣的複方不但免除頻率相互抵消的疑慮，而且同時發揮減輕壓力、提升快樂與自信的效能，不論對治療者或被治療者而言，也都很清楚花精的作用與治療標的，這同時也發揮了花精的精神——幫助人自我覺醒與面對，治療效果會更為精準且深入。

各色系光波也是療癒的訊息能量

人的情緒將愈來愈複雜，精神的問題愈來愈嚴重，自覺力弱、渙散、迷失自我是現代人常見的現象。掌握花精的精準特質與精神，審慎控制製作過程，排除能量被削弱的疑慮，確保花朵訊息的精準特性，才能夠使花精發揮高度的平衡效果。目前我已研製出特定的複方花精，把光波和花精訊息結合，或者數種花精訊息的結合，能針對複雜或深層的心理病症，如癲癇或其他憂鬱症、躁鬱症等器質性的精神疾病，達到良好的療癒效果。

我研發出結合特定光波與花精的訊息能量，能夠淨化眉心脈輪，使左右腦平衡清晰，提升專注力，是兼具「淨化脈輪」與「活齡養顏」的訊息能量美容水。此外，我也把花精、藥草訊息與光波結合，成為最好的「淨化空間」、「淨化身體磁場」配方。花與藥草、光波的頻率結構不同，花精作用在心靈情緒，而藥草則針對生理健康，宇宙光波可以針對脈輪閉鎖，導致人體無法自行合成必需元素而致病的問題，提供最根本的解決之道。以上訊息能量多面的結合，可以同時作用在身心靈層次，以強化療癒的效果。

花語的
靈性智慧

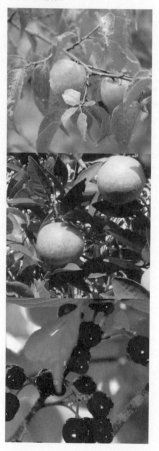

（上）梅子
（中）柳丁
（下）山櫻桃

我們知道，大自然的一草一木都具有高度的智慧，它們善於適應環境，且仔細記錄周遭的訊息，因應水土、氣候、磁場等的變化，調整植株的生長方式，甚至改寫DNA的訊息，讓植物本身，甚至整個族群得以順利地繁衍不絕。

我從小在山林中長大，觀察到形形色色的植物樣貌，總是為它們天生的智慧而嘆為觀止。例如在風大的地方生長的植物，根扎得深；在天寒的地區，植物的葉片通常會比較厚。我們可以觀察農家種植的果樹，例如梅子、柳丁等，發現從這些果樹結果的數量多寡，可以預測今年的雨量高低。它們彷彿能夠預知該年氣候、雨水的變化。雨水可能比較少時，就預先節制果實的數量；反之，該年雨水若較為充沛，天候也溫潤適合果實生長，它們就會盡情地開花結果。

植物隨順自然地生長，精湛、靈巧，完全沒有無謂的能量消耗，它們的天賦能力，讓我們自嘆弗如。而像這類大自然中常可觀察到的奧妙，老一輩的鄉下人家或是農夫都清楚。在《植物的祕密生命》中，許多研究植物的科學家，也有同樣的發現。

宇宙時空瞬息萬變，影響植物能量結構

根據天體物理學家的說法，地球以每秒20哩的速度繞太陽運轉，太陽以每秒140哩的速度往銀河系運行，而整個銀河系則以每秒55哩往仙女座而去，仙女座再以每秒375哩速度往處女座靠攏！換句話說，宇宙星體是瞬息萬變的，植物所呼應的宇宙磁場持續產生電磁變

化，這勢必改變植物與大自然的互應關係，以及植物本身的訊息結構，即便只是一兩年時空的變化，都可能形成能量結構的差異。

　　植物因為種類不同，粗分為草本與木本，木本通常可存活好些年，而草本植物則有些可能只有一年生或兩年生。我們可以想像，五年前和五年後的環境會改變，相隔一段時間之後，回到同樣的地點，我們當初所擷取的花株也許早已化為春泥，繼而繁衍出新的生命，眼前看來花朵依舊繽紛繁茂，卻全然不是過去我們看到的那些生命體。

　　當然，花朵植物的訊息會透過 DNA 的方式，記錄在種子中，不斷繁衍傳遞下去，然而每一株植物的適應度不同，接收的宇宙光波與頻率會有些微的差距，所記錄的正、負面特質或個性也就不可能一模一樣。

地理環境的差異與變化

　　即便我們找到數年前擷取花精的同一棵植物，但當地的氣候也許由乾旱轉為驟雨不斷，或者經歷地震、颱風等天然災變而地形完全改觀，甚至人口逐漸聚集增加，依照植物對訊息

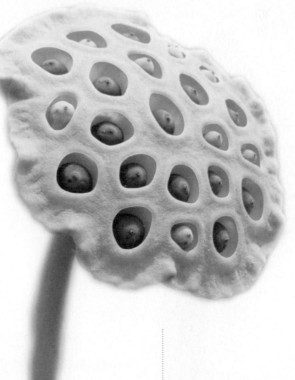

種子裡記錄了植物 DNA 的訊息，不斷繁衍傳遞下去

的細緻敏銳程度，對環境的高度適應能力，這株植物的
訊息早已產生變化，甚至是否仍舊完整、健康還有待詳
察。諸如此類細緻的訊息改變，製作花精時都要能夠精
確的掌握，以便適度修正花語，或是在配比與稀釋、震
盪過程中，調整出更完整的訊息結構，以維持花精原有
的效果與品質，確保其精準共振平衡特定情緒的特質。

花朵訊息是敏銳多變的

　　基於植物敏銳記錄訊息，高度適應環境的特性，我認
為花精的訊息特質，需要視花朵母株的生長環境、人
文、地理、時間等變化，而做彈性的修正調整。一
成不變的套用花語，極有可能
會扼殺花精的活潑作用特質。

　　我可以從台灣花精中，找出
很多例子，來說明花精因為顏
色、生長環境等差異，而特質迥
然不同的情形。

　　例如台灣藍龍膽和台灣黃龍
膽屬於同科、同種，她們的外
型相同，喜歡生長的環境也相近，
然而只因為顏色不同，花精的特質居然差異甚
大。「台灣藍龍膽」平衡過度緊張、生活壓力
大，而交感神經失調的情形；「台灣黃龍膽」則
銜接不同的管道，主要作用於平衡陰陽能量，撫
平莫名干擾的負面情緒。又例如同一株絲瓜花結
的種子，撒在平地與高山深谷分別生長，開花結

台灣藍龍膽

果之後，我們分別擷取花語訊息，就會發現其中具有相當的差異性。

高山的花精與平地的花精訊息特質不同，就好比居住在鄉下地區的人，和居住在城市中的人，在思想、情感、表達、氣質複雜度上，一定是不一樣的，更何況是國內外、不同地區生長的花。此外，在不同地區生長的同一種花朵，也會因為人文、地

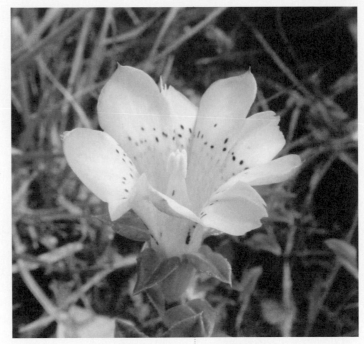

台灣黃龍膽

理環境、氣候、水土，諸多因素的交互作用，而衍生出差異的特質。

還記得我在第 125 頁提到的狗尾草嗎？想想這些敏銳的植物，不但記下周遭的訊息，就連路旁暫時停放的車子往來喪葬場所的移動訊息，都詳實記錄了下來，這造成了花朵訊息的改變！從這一點我們知道，每一回所擷取到的花朵訊息，極可能會和先前所擷取的花精有所差異，所以我主張：避免一成不變的重複套用花語，每一回所擷取到的花朵訊息，都應慎重的重新解析與調整，以保持花語的精準度。

瞭解花精的靈活變化性，微調花語

由於野生蘭花難尋得，我想以人工愛心栽植的健康蘭

花來製作花精。在解析花語時，居然感受到花朵被黑壓壓的網子籠罩，有一種沉重的壓力、束縛，和急於想要掙脫、呼吸新鮮空氣的渴求。原來，為了營造出蘭花喜好的濕冷環境，溫室栽培的蘭花多半會以黑網完全覆蓋，遮掩豔陽直照，以確保花朵植物順利成長。然而敏銳的植物從小在侷限壓迫的空間中生長，反而因此生出了想要掙脫束縛、重獲自由的強韌生命力。這是後天栽植環境造成的影響，在野生蘭花身上感受不到這樣的環境特質。

拖鞋蘭

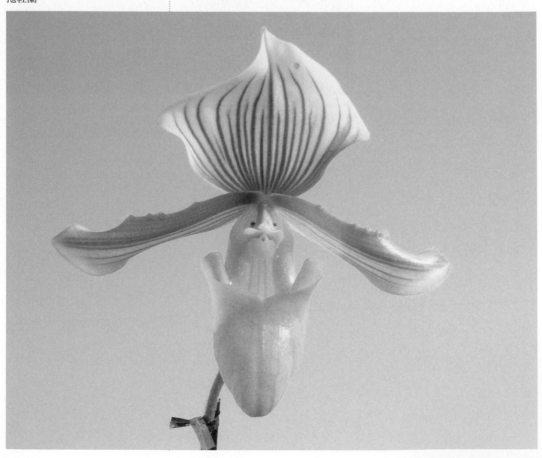

我把擷取下來的蘭花訊息做了調整，先修復她負面環境的訊息，回復平穩的波頻，再提升其正面訊息，使之成為充滿動力、衝勁與爆發力，能洗滌身心的難得花精能量，對於在工作上感覺束縛、侷限、有志難伸，卻礙於現實無法改變的人，深受病痛折磨的人，都是最好的撫慰與動力來源。

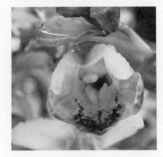

蘭花多為人工栽植

只要能夠細緻地解析出每一種花朵訊息的特質，我們就能加以調整，修復不平穩的負面波動訊息，使正面能量提升，達到精準共振情緒磁場的程度。

總而言之，花朵訊息是靈活且細緻的訊息，受到時間、環境、顏色、水土、人文複雜的因素影響而變化。十年前與十年後，花朵植物生長的人、事、時、地，早已有了劇烈的變化，而人的情緒狀況經歷了多年生活方式的巨變，也一定會有所改變，花語應該適時加以調整，才能避免誤差產生。除此之外，不同地區所生長的同一種花，製成花精之後，最好也重新解析花語，才不會遺漏花朵訊息因地而異的特質，以及花精所傳遞的更為細緻的精神。

為了確保花精能夠精準對應情緒問題，達到最好的平衡效果，在花語和花精特質的相應性上，必須達到高度的準確。這涉及花精製作過程中，對訊息自始至終都能有細緻的掌握與瞭解，每一道繁複的細節，都是為了確保花精品質而不可或缺的。我們應避免落入一成不變的窠臼，先深入瞭解花精的靈活變化性質，再真正去體會且善用花語。

自選花精 與花精諮詢

經 過長時間的觀念建立，與花精精神的傳遞，我們已經對花精有了一定的認識。為了架構更完整的花精體系，提供多元化的選擇，我把花精做了更細緻的分類與應用。你可以依自己的需要，自行選擇心愛的花精。

選擇一瓶最適合自己的花精

花精依屬性分類，可以有多樣不同的變化。例如依適用對象來分，有「人」用的花精，以及「寵物」花精。任何擁有靈魂的動植物，都能夠感受到花精啟迪心靈的能量，愈是單純的生物，愈能透過花精，銜接上自然的脈動與生命本源，我可以依不同適用對象的能量結構與心理狀態，分別調製出最適用於他（牠、它）們的花精。

除此之外，花精還可以依人的年齡層，分為嬰幼兒期、青少年期、成年期及老年期等花精群組；依身心啟發層次，分為一般「心靈覺醒系列」花精及「高階心靈系列」花精；若單純依照情緒療癒的深淺層度，則可以分為兩大類：一是平衡淺層情緒的「心靈健康系列」花精，一是調伏深層情結、情緒，以療癒創傷的「深層療癒系列」花精。目前台灣花精依療癒特質粗分為十二大類。

心靈健康系列的花精群組，所對應的負面情緒，多半是日常生活中，因為工作、家庭、課業、人際關係所衍生的情緒與壓力，多屬於淺層的，或許隨著事過境遷，情緒或壓力便逐漸解除了。花精可以協助我們在事件或情緒發生時，以最冷靜、沉著、自信、智慧的態度，來面對與妥善處理內外在的困局。

至於深層療癒系列的花精群組，顧名思義，當然是治療層級的花精。這類花精所調動的情緒很深層，可能將埋藏在潛意識的創傷訊息呈現出來整理，或讓我們赤裸裸的看到個性的缺點現形。心理調適的過程中，也許會產生哭泣、憤懣、悔恨、恐懼、沮喪、心痛、胸悶、頭痛等情緒或生理好轉反應，因此建議經由花精諮詢，由花精治療師專業判斷與輔導。

若你一向能夠掌握自己情緒的來龍去脈，也很清楚此刻你的情緒源自何方，根據你的判斷，目前的情緒只是暫時的困擾，並非長期蟄伏於心中的創痛情結，而且隨著生活方式改變，或事件過去，就可以平復。那麼，你也許可以從「心靈健康系列」花精中（目前約有四十五種），自行選擇一瓶適合的花精來使用。

每個人都擁有自我覺察的能力，但是深淺層度卻不同。例如，當你發覺自己在討厭某一個人時，能不能找出箇中原因？對方什麼地方讓你不喜歡？你心中真正的感受是什麼？這其中有沒有嫉妒的成分？也許他的工作能力或魅力令你感覺遠遠不及？你能不能覺察到在這份嫉妒的情緒背後，是你內在深層的匱乏感作祟？自行選擇花精使用，必定會面對類似的盲點而無法深入，因此比較適合初期或淺層的情緒調整使用。

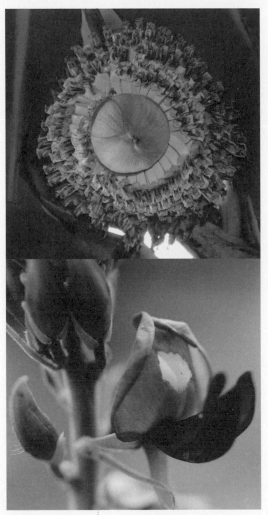

讓人有生命動力的花
（上）「香蕉花」點燃生命動力，讓人積極有活力
（下）「葛花」打開矛盾心結，提升行動力

即使是自行選擇的花精，也可能因為個人的意願或敏感度高，而調動深層的情緒問題加以整理。當情緒的探索與整理愈來愈深入時，花精諮詢會是更安全、更全面性的方式。花精諮詢首先呈現的是人際關係，你和花精治療師之間的互動，其實就是日常生活中，你與他人往來關係的縮影，可以藉此觀察自己在人際關係上的反應機制。此外，透過與專業治療師的對話，花精治療師客觀的觀察，彼此激盪的思潮等，你可以更全面性的瞭解自己。

大多數的人會逃避憶起過往的創傷，然而勇於面對與調整失衡的情緒磁場，卻是療癒唯一的途徑，這時專業人員給予我們的協助與支持，就顯得格外重要了。花精治療師適切的提攜與輔導，再加上花精在精神上的激勵與引領，讓我們以無比清明的意識、勇氣與力量，超越自我生命的侷限。

無論是自選花精或接受花精諮詢，我們都應該做好心理準備，花精並非只是對症下藥，把我們不喜歡的負面情緒去除掉而已，她擁有更全面性的平衡能量，讓人整體得到提升與真正的覺醒。

測試選擇花精的方式有很多種，我在第一本著作《發現台灣花精》已經詳細介紹過了。以下簡單介紹幾種方式，供各位參考：

●你可以參考本書的花語介紹，理性判斷你認為自己需要的花精。

●自我情緒檢測法：透過「情緒檢測表」或「花語檢測表」等問卷，檢視自己目前的情緒壓力。

●Ｏ型環測試法：挑選出可能適合的花精後，將左手大拇指和食指圈成一個環，緊緊扣住，若是適合的花精，手指環堅強有力，反之共振弱的花精，則可以輕易扳開手指。

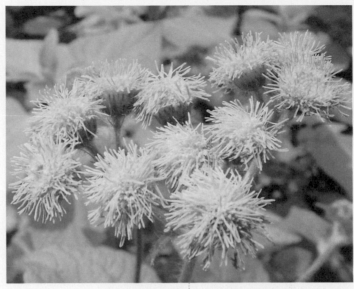

「霍香薊」使人卸下心防，身心輕盈如棉花

●隨機抽取法：讓自己安靜下來，以嚴謹的態度，閉上雙眼直接抽選花精。這種方式簡便易行，在西方非常盛行，然而東方人深受風水讖諱文化影響，容易落入以花精來「算命」的心態，若能克服這方面的影響，定心選取，一次使用一瓶單方花精，誠懇面對與調整，則不失為一個簡便的好方法。

●花卡圖片測試法：憑直覺來選取吸引自己的花圖卡。

同一瓶花精，可能形成兩極的反應

大多數人對花都有既定的喜好，有時測得自己不那麼喜歡的花時，心裡忍不住會有排斥感。譬如我曾經遇到一個個案測得了「霍香薊」花精，當他發現那就是路旁常見的「不起眼」小紫花時，忍不住撇撇嘴說：「我不喜歡這花耶，可不可以換呢？」也有人抱持著刻板印象，認為玫瑰花嬌貴、菊花俗鄙、蓮花脫俗、芙桑妖豔。事實上無論花朵看起來「大」或「小」、「起不起

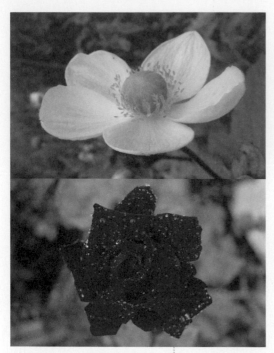

（上）「白頭翁」溫暖的光，像一
張防護網安全的托住我們
（下）「紅玫瑰」層層瓣瓣，象徵
深層的情感心事

眼」，在自然界裡都展現獨一無二、難得珍貴的能量特質。霍香薊雖然常見，但她貼近人心的天性，使得花精充滿了柔軟、溫暖的特質，不知讓多少人克服了害怕不被認同、不知如何表達情感的困擾，讓他們變得柔軟有彈性，豁達熱情，靈敏自信！

無論我們對花朵抱持著任何好惡，都只是反映個人的心理情緒狀態，在我們最無法接受的花朵裡，也許就藏有釋放自己心靈能量的祕密！因此在選擇花精時，務必要放下心中既定的成見，敞開心，真心期待花精所帶給我們的驚喜。

每一種花都擁有獨特的正面特質，也都會和特定的負面情緒共振，因此，當我們內在的確藏有某些負面情緒時，花精便會調動呈現，讓我們在初期暫時陷入情緒之中。面對這樣的狀況，並不如想像中困難，因為在情緒呈現的整個歷程中，我們都是清明的看著它、體會它，花精的能量就像一張防護網，安全的托住我們，我們可以從中轉化出生命的智慧。只要瞭解情緒的來龍去脈，坦承面對自己，勇於轉化缺失與盲點，在適度的範圍內宣洩情感，有助於心靈平衡與健康。

同一瓶花精，也許有人是呼應到花精的正面特質，沒有強烈的負面感受，卻體驗到一種平和、開闊、自在、喜悅的幸福感蔓延開來。大多數人多半會同時感受到情緒的整理，以及花精正面特質持續的呵護作用。

把握情緒調理的黃金時期

情緒好比洋蔥，層層瓣瓣，包裹著歲月的痕跡，往往要把表面的那一層剝開，才會看到內裡還有埋藏得更深的情緒等待整理。根據我臨床的經驗，最好一次使用一瓶單方花精，進行特定情緒的深入整理。因為從情緒呈現，到負面磁場瓦解恢復平衡，黃金時期約為10至15天，這段時間必須讓花精的能量持續在體內作用，才能夠激發我們內在本有的療癒機制開啟，並且真正深入負面情緒的核心，徹底療癒。若每次只是隨機挑選不同花精來使用，或者每日服用次數不定，甚至使用期間間斷，反而會錯失珍貴的情緒整理黃金期。

選得所需要的花精時，使用前，務必要仔細閱讀說明。做好心理準備，盡量配合說明細則，定時、定量使用，若遇到特別不穩定的狀況，則斟酌增加使用的次數；為了保持花精完整的療癒能量，千萬不要自己稀釋花精。此外包括保存方式、注意事項等，雖然都是微小的細節，卻可能產生效果上的差異。以輕鬆的心情來使用花精，在她的能量助化下，以認真的態度，檢視自己生命所欠缺的，認識我們原已保有的善美。別忘了，詳實記錄自己的心情變化、飲食作息、睡眠夢境等，做一個勇於面對自己的人。

寵物花精

動物和人類雖然無法透過語言直接溝通，卻可以建立很獨特的感情。有些動物放棄原來的生長環境，選擇和人朝夕相處，不論是出於主動或被動，牠們已成為和人類相處最為成功的動物，例如貓、狗等。人在生活中與貓咪、狗兒日夜相伴，自然比較容易熟悉動物的行為語言，也比較能夠對其他陌生的動物產生真誠的關懷，更何況，牠們直接而單純的情感，不知道撫慰了多少人孤單寂寞的心。動物天生豐沛的情感回饋，甚至比人和人之間的情感，更能夠喚回我們的熱情！國外盛行的「寵物療法」，就是透過人與寵物間建立起單純的愛，來轉化人因憂鬱、絕望、孤寂等情緒，所導致的心身疾病！

你真懂牠的心情嗎？

動物成為寵物，雖然免除了生存於殘酷的原始環境的生死奮戰，但同時牠們也付出了相當的代價。學習以人為天，對主人察言觀色，學會人類表情達意的模式，被迫接受人類的食衣住行等生活方式，對單純的牠們而言，實在是很大的壓力與挑戰。牠們的身上，還流著祖先們生存於自然中必備的原始本能，但血液裡的衝動與現實環境相較之下，落差實在太大了。此外，與人類的訊息磁場相通，牠們在不知不覺間，也承襲了人類的負面陰影，例如各式疾病，恐懼、緊張等不穩定的情緒。

在台灣花精還沒有正式推出寵物花精之前，就已經有幾位關懷寵物的朋友，給他們的寵物喝花精或藥草訊息了。

……相信有寵物的朋友，都希望自己親愛的寶貝們健康快樂，這也是飼主的最大心願。我的狗兒小虎使用過一種藥草，兩種花精：艾草、百合、咸豐草。這段歷程以來，我覺得，牠能使用花精是件幸福的事。因為祈明老師非常忙碌，所以當時餵牠的是人用的花精，不過，我覺得並不會影響花精對小虎的愛。

我覺得台灣花精用在狗兒身上有最實質、直接的幫助，而且沒有副作用。年事已高的小虎身體病弱，持續醫療中，使用花精比較能平穩安定地入睡，也比較不會受影響，這樣，對牠和我而言，已是很好的狀況了。

但該來的還是要來，今年，我就在擔心小虎是不是能和我們一起過中秋，結果，牠還是趕上了農曆七月底的收魂列車回天家去了。小虎雖然是隻苦命的小狗，但也是隻幸運的狗兒，因為愛讓我們相遇，讓牠能脫離童年暴力的陰影，縱使我們之前生活過得不平順開心，但始終都有愛的圍繞和支持在我們之間。

我自己使用台灣花精後，覺得花精的背後有更廣大的光的訊息和連結，心想，若是狗狗使用的話，在世的時侯，會開心的多，往生後，靈魂也不會孤單無依吧。花精除了讓牠們平穩安定外，對食慾偏低的小虎，花精後來變成延續牠生命的支持力量。

十一號晚間，小虎就與世長辭了。在把牠安置在紙箱裡前，我餵牠吃最後一次的咸豐草花精，並告訴牠：不管你去哪裡，都要像咸豐草一樣有生命力且開心喔。牠這輩子就是心事太多。

牠的離去，讓我們都很悲傷。諾寶是我們家另一隻老狗，在小虎斷氣那刻，到我把骨灰抱回家這段時間，牠都很鎮定，還不時察看我和媽媽的狀況。聽說，蒔茶花花精是從一棵老茶樹所擷取的花精，她看過許多生命的輪轉和變化，所以很了解老人家的心情。自從我家的諾寶使用蒔茶花花精後，漸漸不再固執，更好溝通了，感覺成熟許多，心打開了許多，心量也大了許多。花精真是幫了我很大的忙。

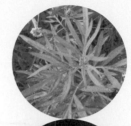

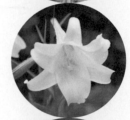

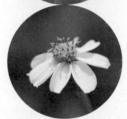

（上）「艾草」驅邪保健，保護身體能量場
（中）「百合花」充足的能量，燃起生命的希望
（下）「咸豐草」自在、快樂、自信

面對生活的壓力，寵物也會有情緒、也會面臨生老病死，牠們的心靈同我們一樣，渴求回歸自然，接受天地的滋潤。花精能夠補足寵物心靈空乏的區域，讓牠們與生命的本源重新連結，回歸天賦的本能，更樂天知命。生理的病症則可以用藥草訊息來調理，不同藥草訊息都能活絡全身氣脈，對動物生理各部位的機能，有獨特的療癒效果。

寵物也有心靈需求

有人餵家中的老狗喝「蒔茶葉訊息」（藥草），溫潤的能量，會先舒緩狗兒的情緒壓力，再針對老狗各部位的生理機能，進行活化與調理。

有一位養貓的朋友，家中的母貓因為開刀結紮，深受創傷恐慌，幾年下來身體一直相當羸弱，個性也畏縮逃

「蒔茶葉」是藥草之一，活化、調理身體各部位機能，消除疲勞

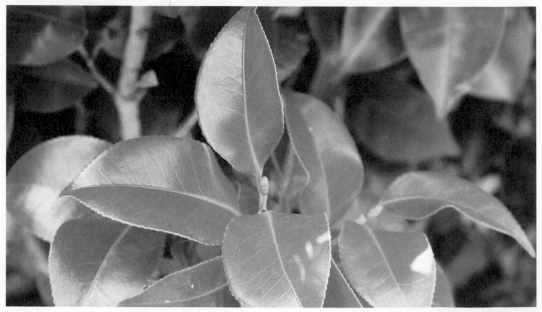

避。牠常會因為身邊突然的聲響，而驚嚇得彈跳有一公尺高，腸胃不好，總是嘔吐不止。她給家中的母貓喝過幾次「艾草訊息」（藥草）之後，居然意外治好了貓咪易受驚嚇的狀況，漸漸的貓咪回復了應有的豐腴。她說：「我也餵牠喝紅蓮花，可以感覺到貓咪立刻就看起來有精神多了，她開始會主動找另一隻貓咪玩耍追逐，跟以往無精打采的樣子完全兩樣，花精和艾草顯然讓她的心情也變好了呢！」

花精也意外救回了一隻小鳥的性命。有一位媽媽養了一隻嫩綠可愛的綠繡眼，平時任牠在家中自由活動，但有一天綠繡眼不小心被小孩壓到，不知道是因為驚嚇過度，或者受傷了，躺在地上奄奄一息。全家人都很難過，對牠的存活抱著悲觀的希望。但這位媽媽突然靈機一動，找來孩子正在使用的蓮花花精，滴了一滴在鳥兒嘴裡。奇蹟發生了，第二天綠繡眼居然意外活了過來！全家人對這件花精救小鳥的故事，一直到現在都津津樂道呢。

寵物因為身軀小、個性單純，無論使用花精或藥草訊息，效果都比人來的迅速且直接。訊息能量可以迅速行竄身體能量場，安定身心靈的狀態，速度可比一般物質或藥物直接而迅速。

我針對寵物的心靈需求，研發出十至二十種寵物專用花精，無論在訊息波頻、能量結構上，都是針對寵物而量身打造的。可愛的動物們感受到花世界所傳遞的美好能量與訊息，和主人之間將構築更完滿的緣分關係，彼此之間多了一份共享的美好事物。

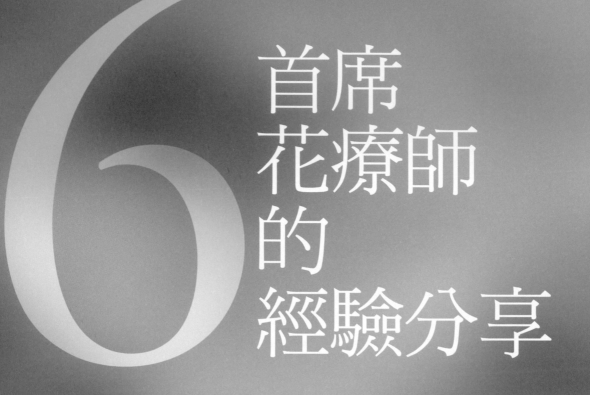

6

首席
花療師
的
經驗分享

如果你已經自行選擇且體驗過台灣花精，想進一步透過專業的心靈諮詢，探索更深廣的心靈層面，這時通常會想知道的是，花精諮詢會面對什麼樣的過程，進入什麼樣的場合，怎麼選得最適合自己的花精，又該做好什麼心理準備。有些朋友體驗到花精對自己的生命、生活的深刻影響，受到花精精神的感動，有意願成為一位花精治療師，第一個疑問便是：我該如何成為花精治療師？

　　為了確保花精的精神正確的傳遞出去，花精治療師能夠學習到此療法的精髓，發揮其靈活作用的特質，對使用者達到最好的心靈調癒作用，我很重視花精治療師的培訓。由於台灣花精從擷取、研發、製作到應用與服務，已擁有完整的體系與資訊，所以花精治療師能夠學習到的不只有花語應用等表淺的層面，還有更深廣、屬於花精本質的資訊，及訊息應用的各種可能性。我將親自教學，分享我的研究發現與應用心得，充分傳達我所體悟到的花精世界奧義。

　　接下來，我就從自身的經驗開始講起，盡量讓讀者能夠「想像」花療室中的情境，也許瞭解了這個部分之後，我們可以更進一步檢視自己接受花精諮詢，或成為花精治療師的意願與可能性。

花療室
面面觀

每日、每日，有來自各方的朋友接受花精心靈諮詢，我的花療室像人生舞台的縮影，我看見人性的脆弱與人生的百態。有人理性、有人感性；有人大方開朗、有人謹慎小心；有人心無芥蒂一進門便對我開口滔滔不絕；有人則自始至終緊閉雙脣，絲毫不肯吐露隻字片語；有人過於心痛而忍不住流淚。有時候父母孩子、伴侶，甚至一起在花療室裡接受我的心靈諮詢，急切地想要整理親密關係的問題……。

因為花精治療師的身分，我間接也體悟到千百種人心的苦，我聆聽過無數個生命的感動故事，人生是如此辛苦又過於無常。

來到花療室的朋友或許已意識到自己的情緒問題，或者還不自覺，身為花精治療師，我最大挑戰是，如何引領每一位前來接受諮詢的朋友，信任花精存在的愛，且願意接納自我，勇於改變，走出心靈固有的封閉或僵化模式，提升對自己情緒的覺察度，以打破其有意無意間砌築的心牆。協助他選擇最恰當的花精，並且在花精的陪伴下，信任、安心地度過情緒的整理過程。

舉一些我在花療室遇見的例子，我用不同花朵的特質來代表，並不代表他們一定會跟該種花精情緒相應，純粹是有趣，別無它心。

含羞草花型

花型像顆敏銳的雷達

代表典型：舉止優雅、覺察力強

這類型的朋友多半接受過良好的教育，自我情緒管理能力佳，過去並未經歷重大創傷，現實生活也安穩無虞，擁有美滿的家庭、安定的工作。生活中也許難免有些小煩惱，整體身心而言十分順遂。

花精不只有平衡情緒問題的作用，她也是心靈的「營養補充劑」，能夠充實精神層面，讓我們對人生更有方向、更加樂觀積極。遇到這樣的朋友，花精可以給予他們提升靈性的力量。

例如有一位在大學任教的女士，使用第一瓶花精之後，就表示頭腦變得清晰了，表達能力也無形中變好了。課堂上，她注意到學生聽課的表情與眼神，變得十分專注。她提到，有一回先生因為臨時無法接送孩子，緊急來電請她代替。換作是以往的她，即便已排定計畫，也會匆忙結束眼前的事務，硬著頭皮趕去接孩子，弄得自己委屈不已卻有口難言。但這一次，她勇於表達自己的難題，態度堅定但柔和的告訴先生，她無法及時離開，最後兩人商議其他辦法，而平順解決了難題。花精讓她的心靈意識提升，頭腦清晰，懂得調適應變之道，對四周環境的覺察力變得敏銳，建立夫妻之間良好的溝通管道。她整個人散發出自信的女性氣質。

角桐草型

花瓣不對稱，花朵色紋不規則

代表典型：性情急躁、不安的人

焦慮似乎是現代人的通病，它讓人慌張、焦急、緊張，做事無法集中注意力，總是下意識地想逃離眼前的事物。於是生活節奏愈來愈快，精神愈是緊張，感覺自己像個不斷自轉的陀螺，無暇思索，也停不下來。

這類型的朋友走進花療室，有時會以滔滔不絕的話語，掩飾內心的不安，應答迅速，不假思索。我會以花精的能量，先安定其神經系統，撫平他的慌張與不安，接著再深入瞭解他的情緒癥結。

狗尾草型

花柱挺直像隻狗的尾巴

代表典型：主觀意識強的人

這類型的人多半過度理性或主觀意識強，臉部肌肉顯得僵硬無笑容。有些是應朋友、伴侶的要求，帶著對花精半知、半解、半強迫的心情，前來接受花精心靈諮詢。走進花療室，他們會理性一再地強調自己沒有任何情緒問題。自我情緒檢測表的勾選，也多半是程度輕微或偏無。

有趣的是，這類的朋友在經歷一至二瓶花精療程之後，會放下當初主觀的意識，想要深入認識花精的作用，在情緒檢測表的勾選上會看見情緒的變化。有的人開始覺察自己情緒方面的改善，例如「比較」不會發脾

氣、對孩子「比較」有耐性、對上司、朋友「比較順眼」等等，顯然他們在使用花精之前，已有這方面的問題，而無意改變，也不認為那是個情緒問題，而花精幫助他們提升對自我的覺察能力，看到了自己的盲點，進而以正面能量幫助他們逐漸調整自我，獲得和諧的人際。

刺葉王蘭型

花株高聳立於刺葉之上

代表典型：尊貴、防衛心強的人

有些朋友通常只是來體驗台灣花精到底有多「強」，有的過去已有豐富的治療經驗，或者本身是身心靈或自然療法工作者，他們時常是抱持著既有的專業主觀態度，前來接受諮詢。也許自認為已經很瞭解自己，分析生活的事件時，有他自己的見解，或者對我治療的態度比較疏離，抱持不信任的忽略態度。有些朋友還會直接表明，他沒有情緒問題，不想填寫情緒檢測表。

我也遇過對我、對宇宙訊息好奇者，會為我算命，打趣的告訴我，我前世是誰，從哪兒來，有什麼使命等等。甚至有人來一趟諮詢，只想見識我的修持功力，有沒有辦法「看見」他背後的「尊貴靈魂」。我的態度是尊重每個生命的表現形式，委婉的告訴他，不管我們的前世是誰轉世，不管我們的指導靈多麼尊貴，身而為人，就必須從人的角度踏實修起，真誠的面對自我，人身是很難得的，何況我們一定是有緣才

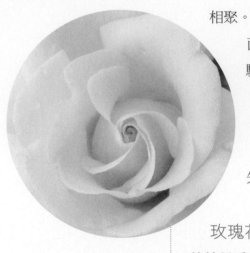

相聚。

面對這些朋友，我最好的方式還是請他直接體驗花精能量，讓花精「說話」，打破他的認知。花精的能量能平衡理性與心靈，讓人們輕易卸下心防，用客觀的態度，來重新看待周遭的人事物，這樣來趟花精諮詢才不會錯失認識花精的機會。

玫瑰花型

傳情說愛之花朵

代表典型：感情困惑者

這類玫瑰型的朋友在感情上受創。當一個失去愛的朋友，出現在花療室時，都會像個沒心的稻草人，暫時聽不見自己心跳，彷彿世界的一切都因愛情的挫敗而停止。首先我會靜心聆聽他們道出失落的愛情故事，傷心、流淚宣洩積壓的情緒是難免的。我明白當愛出現問題，一切的生活都會失去動力，失去人生方向、失去自信心。甚至是沒有勇氣拒絕不對的愛情。

花精能夠為我們即時填補失去的愛，讓人有勇氣看清愛情的盲點，承認感情出問題，走出感情創傷的陰霾，重新建立自信與魅力，選擇更有價值的人生觀，活出自己。

野薑花型

花柱圓圓似人腦，花朵香氣醒人腦

代表典型：現實壓力大

生活忙碌是現代人最大的壓力，這類朋友出現在花療室，談話中常不自主的倒抽一口氣，想讓胸口的壓迫感降低，也讓過度疲憊的腦充氧清醒。他們的情緒問題來自現實壓力，不外乎是工作、課業及家庭的生活壓力，最大的希望是能夠快速釋放、平衡過重的壓力，目的反而不在提升心靈層面。

　　花精平衡現實壓力最是迅速神奇，她給人另一個新的角度，重新看待工作、課業及家庭的生活壓力，讓人在相同的條件下輕鬆面對壓力，不再鑽牛角尖，提振腦力做出明確的判斷力。

高山薔薇型

花朵潔淨莖上長刺

代表典型：不易表露真情，自我保護強

　　有些朋友初次來到花療室，想解決情緒問題，但還未與我建立信任感，會先隱藏住情緒真正成因，他們主要是強調，自己目前沒有什麼情緒問題。我想，若真的沒有情緒困擾，來到這裡的原因又是什麼。有時我甚至真的會這麼問他：「你沒有情緒問題，只是純粹對花精感興趣嗎？」得到的回答，往往含有出乎意外的寶貴資訊。

　　這樣的朋友往往是在不知不覺間，用一塊塊的「磚」，把自己破碎的心圍砌了起來，對人不易信任。表面上他總是輕描淡寫的帶過，說：「沒事，我沒事！一切還滿 OK ！」粉飾太平

是他們慣用的自我保護方式，怕被人看穿心事，實際上內在心靈卻早已處於虛弱、疲乏不振的狀態。解決個案情緒問題是身為花精治療師應當做的，希望初次尋求花精療癒的朋友，放下你防備的心，才能節省療程時間，直接進入情緒的主因。

花精能夠和心靈相應，使我們看清楚自己的防衛心，進而有勇氣去面對情緒問題。只有當花精的愛將心牆卸下，其內在的傷口才有機會被撫慰、看見，裸露的情緒被看見時，心中難免掙扎不安，然而唯有坦誠以對，創傷才能真正獲得療癒。

紫色牽牛花型

日出開花，日落而息

代表典型：睡眠品質不好、失眠者

睡眠是人生大事，我遇見的失眠朋友，大多有長期服用安眠藥的習慣，見面時精神過於亢奮，腦部訊息活躍，希望能藉花精改善睡眠。他們剛開始求助花精只想到解決睡眠問題，並沒有顧及到情緒問題，等到花精相應到情緒的問題點，使腦波受到整理後，睡眠品質自然提升，有助白天情緒的平穩，這是身心相通的道理。

花精成為他們精神的食糧後，進而取代安眠藥的依賴，為了改善失眠品質，卻意外改變個性，同時也換回身心的健康，這是他們最滿意的收穫。失眠是我見過花精在身體作用最明顯也最易改善的問題。有關花精對睡眠習慣的改

善，可以參考第104頁「失眠和情緒有什麼關係？」
說明。

蓮花型

聖潔之花

代表典型：追求心靈成長的人

　以上這些類型的朋友，並不足以代表所有
人。我也曾經遇到過這樣的個案──他十分清楚
花精對身心靈的影響，信任花療師，已準備好要面
對自己，包括正面及負面，當花精勾動他內在的情緒
時，他懂得給自己內省與成長的空間，勇敢地攤開自己
的生命史，能承擔心靈提升過程中的掙扎與不慣，而且
真的付出努力，讓花精陪伴他度過成長的陣痛期。你也
可以看到他逐漸脫胎換骨，成為一個健康有朝氣、人生
目標確定的人，由內而外散發出真正屬於他的光輝與特
質。

　身為花精治療師，遇到這樣的朋友是我最開懷的時
刻。我也衷心祝福所有的朋友，都能夠因為花精而改
變，不僅是被動的用花精來撫平情緒而已，更要正面積
極地面對自己，勇於承擔，真正認識自己。當我們能夠
謙虛地騰出一塊心的空間，讓花精進駐時，她會引領我
們不斷超越自我，幫助我們身心靈都提升，自在地翱翔
於生命的無盡可能之中。

花精諮詢
的流程

一個完善的花精諮詢室，必須是靜謐安全、不受干擾的，坐下來，喝杯水，讓我們的心情隨著空間的氛圍，逐漸沉澱下來。整個諮詢過程中，不受其他人事物的打擾。我們可以安心的聽取說明，在寧靜的空間下，輕鬆順暢地完成整個花精諮詢流程。

勾選情緒檢測表

每一次前來接受台灣花精的諮詢，都要填寫一份「情緒檢測表」。這份表格大略分為四個部分：情緒狀況、感覺與想法、生理症狀，以及我們過去的生命經驗。採量表方式，以勾選符合的項目為主。填寫前，閉目一會兒，先做幾次深呼吸，確定自己處於安定狀態。填寫這份量表時，可以回想自己遇到特定事件時，比較容易產生的情緒，或者一個人獨處時常有的心情，以直覺快速勾選，輕輕鬆鬆，沒有負擔。

透過勾選這份檢測表，我們也藉機整理了這一至二個星期以來，自己的心情與感受，更清楚自己的狀況，也知道自己的心事該「從何說起」，讓花精諮詢的過程更深入也更為順暢。

信任你的花精治療師

花精諮詢室是屬於我們的私密空間，我們可以在這裡盡情地抒發心中的感受。一位好的花精治療師真心的陪伴，誠懇的傾聽，溫暖的回應，會讓我們的心理得到最大的慰藉。而他適時適切地協助我們挑選出最適合使用的花精，才能讓我們的身心與情緒各個層面得到最契

合、最精確的調撫。他會鼓舞我們的內在士氣，並建立出自信心，讓我們勇於承擔面對心靈療癒的過程中，可能遇到的任何心境的轉化，幫助我們以最快的速度蛻變與成熟，充滿自信與愛地邁出人生的步伐。

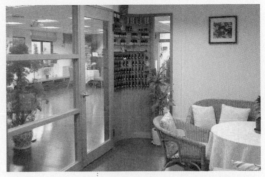
靜謐、安全、舒適的花精諮詢室

身體磁場測試法的特色

透過情緒檢測表的勾選，以及會談的溝通與釐清，我們的內心會更清明，更瞭解自己，雖然可能還是會感覺到深受身體病痛或情緒困擾，但至少可以暫時安心，先把大腦的一切思慮放下，信任自己的身體，信任我們的心，以直覺來選擇自己目前最適用的花精。

花精的測試方式有很多種，包括身體磁場測試法、訊息能量檢測法（穴檢儀）、心理諮商、O型環測試法、雙手能量測試法、花卡圖片測試法、隨機抽取法等。以上各種方式的使用和優缺點，我在第一本書《發現台灣花精》已說明過了。

試過各種測試法之後，我傾向於回歸人的本心，讓個案在身心均放鬆的狀態下，直接與花精訊息接觸互應，再細查其身體的動作反應，以及當時的心像情緒變化，讓測試者自行擇定他目前最需要的花精──這也就是身體磁場測試法。有些個案是因為生理的問題來尋求花精療法，他們也許不瞭解身心靈是息息相關的，有些人比較感覺不到心靈、情緒的變化，或者受理性訓練，習於相信科學的驗證方式。對於這樣的測試者，我會同時運

用身體能量測試法及訊息能量檢測法，使他們能安心的選擇。事實上，經過多次試驗，兩種方式所測得的結果是相符的，就看個人所需而決定測試的方式。

身體磁場測試法的原理，在於人體是由能量所組成的，每一個細胞、思想、情感、記憶、信念等都是以訊息方式存在，而花精是細緻的訊息波，能夠直接與人體能量場共振，對身體、心理及精神造成波動。若此時我們的身心都真正放鬆，就可以信任內在智慧，找出自己最需要的花精。當然，前提是花精本身的訊息，要能夠精準的共振特定心理情緒狀態，甚至只是握住瓶身，就能感受其訊息能量，這樣，使用身體磁場測試時，才能找出真正恰當的花精。目前這是台灣花精的特色之一。

肢體是表達內心感受最直接的媒介。當我們喜歡一個人，把他當作自己的好朋友時，我們的身體會自然而然傾前、靠近他；相反的，會不自覺的往後退，想保持安全距離。在測試時，還可能身體打轉、左右搖晃，或先往後退再前傾等複雜的變化。由身體和不同花精的共振反應中，可以測得我們內在可能有哪些負面情緒需要面對，以及我們目前對於整理特定情緒的接受程度，此外這時也可能興起各種心情或感受、腦中出現畫面、想法等，都可以表達出來，讓花精治療師綜合整理之後，從旁協助我們做判斷。

唯一要注意的是，肢體所傳達的內心情感複雜多變，它恰恰反應每個人獨特的心靈狀態，花精治療師需要經過專業的訓練，才能做出精準的判斷。當我們使用身體測試法來選擇花精時，最好有專人在一旁協助判讀。

用了花精之後，會有什麼反應？

　　許多人拿到花精之後，常問：「我用了這瓶花精之後，會有什麼反應？」或者立刻找書查閱花語，急於想知道自己會有什麼變化。花精治療師總會把問題的答案，保留給使用花精的朋友。心靈世界豐富奇幻多變，沒有人是和別人一模一樣的，就算測得同一種花精，我們的反應極有可能和別人完全相反，再詳盡的花語說明，也很難表達我們心靈豐富生動的感受於萬分之一。正因為如此，鼓勵使用者每天給自己一段時間，靜思獨處，把使用花精的心得記錄下來，包括心情變化、身體感受、睡眠習慣、夢境等。書寫是內在訊息的呈現與整理，哪怕是隻字片語，在把感受寫下來的同時，我們不但更瞭解花精對自己的影響與改變，無形中藉此也得到了自我療癒。

　　除此之外，定時定量使用花精，最是重要。讓花精持續不斷提升我們整體的能量，我們的意識會更加清明、覺察能力會提高，如此一來內在的調整才可能發生。花精就像是一盞盞的明燈，在心靈的深谷、頂峰，每一個角落、轉折處，逐一亮起點點光輝，也許初期因為慾望與習慣牽擾，我們心靈的能見度真的有限，但經過一段時間的調理之後，我們會開始有一種內外透亮的輕盈感受，那是煩惱盡掃的清透感，心胸擴展的豁達感，我們將獲得源源不絕的生命智慧，由內而外體透人生的真正意涵！

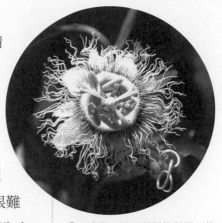

「西番蓮」展現開闊的視野，旋轉出光明的能量

做一個
專業
的花療師

整個花精的治療過程，是結合花精在身心靈各方面精準且靈活的作用特性，花精治療師嫻熟專業的花精運用技巧，個案對自身情況的自覺與療癒意願，以及個案對花精治療師、花精本身的真誠信任，而形成的動態合作關係。

生命是需要被祝福與同理的

人是何等精緻的生命體，我們擁有純美良善的靈魂、縝密的心理情緒運作模式，及巧妙細緻的生理結構，每一個部分都是環環相扣的精巧組合，甚至包含「疾病」本身，也是身心靈交互作用下的「傑作」，任何療法都不應該忽略這簡單而美麗的事實。因此當一位憂鬱症患者進入花精診療室，呈現在花精治療師眼前的，是一個活生生有自主創造力的生命，而不只是一個被診斷出患有「憂鬱症」的病人。

治療師太過倚賴診斷結果，會變得疏於思考，缺乏情感與同理心，只想到「對症下藥」，診斷出個案患有憂鬱症，就直接給予治療憂鬱症的花精，卻疏於察明病因，無形中勢必影響花精發揮的效果。每一個生命都是需要被祝福的，花精治療師面對的每一個個案，都是獨特有創意的生命個體。體認到這一點，他必定會發自內心的關懷、同理，審慎而大膽的透過個案的整體身心靈情況、會談過程表達出來的話語，或肢體、表情等隱約透露的訊息，與花精治療師的互動與信任程度等資訊，先擇取花精撫平其淺層顯而易見的負向情緒，使之穩定有安全感，同時讓花精來啟迪個案對失衡情緒的自覺程

度，在個案自明自覺且信任的自主意願配合下，治療師與個案攜手合作，逐步透過花精，一層一層深入主症狀的治療療程。

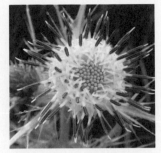

「薊草花」是心靈探測器，伸出細緻的觸角精準調伏情緒

　　要做到這一點最重要的關鍵是，花精的訊息必須具備高度的精準性，每一種花精都能夠準確調動特定情緒波頻，達到確確實實的療癒與平衡效果。花精治療師不僅瞭解每一種花精調動的情緒不同，進入的心靈層面深淺度有差異，而且人體的能量場也各各相異，花精與之訊息共振，可能會反應出不同的效果。利用「身體磁場測試法」，訊息精準的花精能夠與個案現前的情緒共振，協助找出個案現階段最適合，也是個案目前心理可接受，需要整理與治療的範圍。由此便於花精治療師掌握個案潛藏的情緒，在每一個療程中準確調動該階段欲治療的主、副症狀，並且達到一定程度的療癒效果。

靈活敏銳的直覺力

　　看似簡單的花精諮詢步驟，卻是對花精治療師的經驗與靈活度的考驗。

　　首先花精治療師必須具備豐厚扎實的心靈能量、助人的心念、寬廣的心量、敏銳的人際反應，以及高度的直覺力。願意接納個案所呈現的多重面貌，包括個案基於某些因素而沉默不語，甚至對花精療法或花精治療師本人有不信任、敵意或其他複雜情結。遇到這樣的情況，有經驗的花精治療師如何為個案擇取適當的花精，先緩和個案的過度敵意或防衛心，提升其自信，或者接納個案當前的心情，藉花精的能量直接共振其情緒層面，輾

轉安撫個案的不安，使之對花精療法與花精治療師產生真正的信任感。諸如此類技巧的拿捏，取決於專業經驗與判斷力，以及對花精的靈活運用巧智。

瞭解花精正、負面特質與個性對應

花精治療師還必須體透花精正、負面特質，以及從花朵的外型、特徵、生長特性等，深入瞭解花精的「個性」。運用敏銳的直覺聯結力，在眾多花精之中，找出幾種可能與個案的個性或正、負面特性對應者。例如，桂花所呼應的負面情緒特質有，軟弱、逃避，沒有目標，提不起勁，缺乏原則、主見，不堅強等；正面特質則能讓人堅定、勇敢、有原則、心口合一，也讓過度緊

仔細看「盤花」，盤上開了一朵小白花

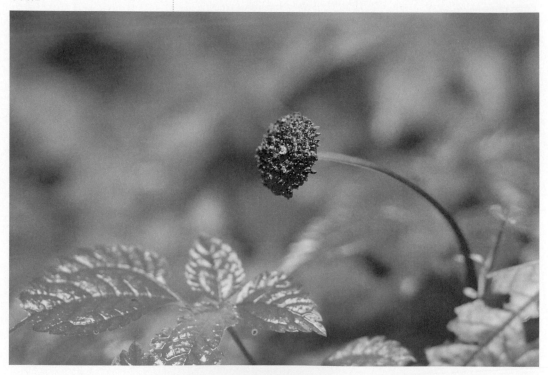

張的人變得自在開放，懂得隨遇而安。花精治療師可以從兩方面來運用桂花花精：以花精來調整個案以上的負面情緒特質，或者善用正面特質來提升個案的原則性與堅定性。

少見的盤花，生長在飛瀑潮濕的水岸邊，紅色帶水的花盤，乍看似乎有些血紅黏稠，但卻開出朵朵清新的小白花。花盤像似人腦的結構，當各種扭曲、複雜的念頭，形成負面的能量場時，整個人像陷入既晦澀又黏密的頻率中。這樣的花朵特質，會讓我們聯想到一些周遭親友的個性。

現代社會競爭激烈，在各種利益競逐的場合，為了贏得注目，不免產生機巧、設防之心。過度的心機，讓思想膠著、紛亂、扭曲，它們強迫性的運轉，使人不知不覺間，對周遭的人事物羅織出各種複雜的感受，卻又加以合理化。有時候事情並不如我們想像的複雜或負面，但是內心矛盾的情感，早已讓理智團團轉，攪亂了一池清明。

這樣的人若陷入三角戀情中，就會不斷猜想此時不在身邊的情人，正和另一個人親密約會，而找出各種蛛絲馬跡證明事實就是如此，混亂隱晦的想法，牽引出激烈、偏頗而負面的情感互動。若面對人際關係，則會預設立場，不自覺地對他人的言語或行為，加諸多餘的想像，進而合理化自以為是的事實。盤花能量如同精雕細琢的紅寶石，散發光芒，既純淨又安定，花精能夠進入腦海徹底洗滌思想，調整心靈結構，讓人不再陷落迷思中，找回純潔如白花的赤子之心，清明的看世界。

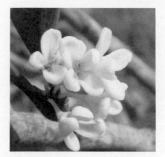

「桂花」清新隨和，散發甜美的香味

除此之外，還需要注意的是，台灣花精具有多面的作用層次，因人而異的豐富多變特質，花精治療師必須經由不同個案使用花精的反應與作用中，不斷地累積對花精精湛深刻的認識，與其靈活精準特質的瞭解。如此才能在面對個案時，針對各個殊異的心靈情緒面貌，以最恰當的花精真正幫助到個案。

激發個案的自我覺察與信任感

個案對自身情況的自覺性，也是花精治療中不可或缺的一環，因為在個案全然信任與意願配合的狀態下，花精頻率與人連結得最緊密，其訊息就能夠進入深層的身心意識次元充分作用，激發個人自覺與自癒的能量，達到徹底平衡的效果。在啟迪人的自我覺察力這方面，花精恰恰能夠發揮最大的助力。

花精治療師並不是「社交高手」，不需要滔滔不絕提供建議，或刻意突顯自己的專業、花精的優點，吸引個案的關

「馬藍」修復情感創傷，重整腦部訊息

注。花精治療師必須虛懷若谷，懂得設身處地、認真傾聽，及時提供個案身心最需要的幫助，輔導其度過療癒期間的情緒起伏，並且尊重個案的意願、個案與花精之間共振的深廣度，循序漸進提升其意識的自覺程度。善用花精的特質，讓花精激發其生命智慧，把「釣竿」交到個案手中，讓他擁有面對自我、勇於改變、獨立自主的能力。

活用花精測試法，瞭解個案

以台灣花精的諮詢為例，個案真實的需求包含以下各項資訊的綜合彙整：

●情緒檢測表（勾選情形、其他描述，填寫時是否詳實或完全坦承，自我認知）

●花精治療師與個案會談過程中所得到的資訊（話語、肢體、身心狀態診斷、彼此互動關係）

●花精測試時，個案身心各方面的反應

花精治療師從前兩項彙整出初步的判斷，可以透過身體磁場測試法或訊息能量檢測法（穴檢儀），做進一步的確認。花精測試的階段，治療師就能夠從儀器檢測結果，或個案的身體反應、感受的描述，獲取進一步的診斷資訊。而許多人經過測試階段之後，對自己潛藏的情緒也有較為清晰的認知，能夠和花精治療師更深入懇談，釐清自己的問題癥結。

假設一位個案初次接受花精諮詢，花精治療師透過情緒檢測表或諮商過程，甚至是個案過去的就醫病史，確定他患有憂鬱症，是不是立刻取出對治憂鬱症的幾種花

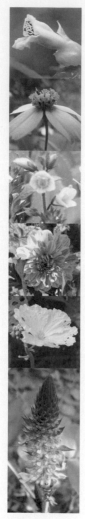

（由上至下）
台灣角桐草
咸豐草
玉山水苦蕒
黃大里花
平地絲瓜花
狗尾草

精讓個案測試選用呢？當然測試的結果，個案必定與這一類的花精相應。然而在個案對花精、花精治療師之間的信任關係尚未穩固，身心各方面也尚未做好準備的情況下，就調動其深層的負面情緒，個案可能會因為對花精的好轉反應認識不清，而過度擔憂。

花精治療師應該能夠體察個案的症狀細節，透過花精找出他現下最需要調整的表層症狀，先使之情緒穩定，同時也建立個案對花精與花精治療師的信心。例如針對有強烈焦慮感的憂鬱症患者，應先用角桐草花精緩解安定之；針對驚慌失措、坐立不安的憂鬱症患者，先以玉山水苦蕒或黃大里花撫平恐慌、受驚嚇，或負面能量的干擾；另外咸豐草花精先使個案自在有自信，能夠不畏縮，勇於表達自己的感受；野薑花花精能夠紓解個案內外在的壓力；狗尾草花精讓個案過度的自我意識放鬆下來；絲瓜花花精解開個案封閉害怕人群的壓力；高山薔薇針對過度自我防衛、不信任等情形……。

身心靈整體的平衡，而非只是對症下藥

當個案的情緒隨著花精療程進展而逐漸穩定，對自己有一定程度的自覺之後，他對花精的精準療效會產生信心，與花精治療師之間也建立了鞏固的信任感，這時花精治療師可以與個案討論，進入憂鬱症主症狀的療程。過程中花精治療師的輔導也是不可或缺的支持力量。

針對憂鬱症主症狀的不同心識狀況的治療，以下簡單列舉幾種台灣花精，供各位參考：

●百合花：有自殺傾向，對生命絕望，急救類花精。

●粉紅玫瑰：深層的悲慟與傷心絕望。

●紫鳳仙：被害妄想、多慮恐慌。

●紫蘇：深層莫名的絕望與無助。

●香蕉花：極端無助、無力感，對陌生人事物異常恐懼。

花精治療師適時的鼓舞與專業的支持，就能讓個案在安心、信心與信任的氛圍之下，全心全意地接納花精能量的激盪，讓花精指引他走出生命的幽谷，重新找回內在的光輝本質。

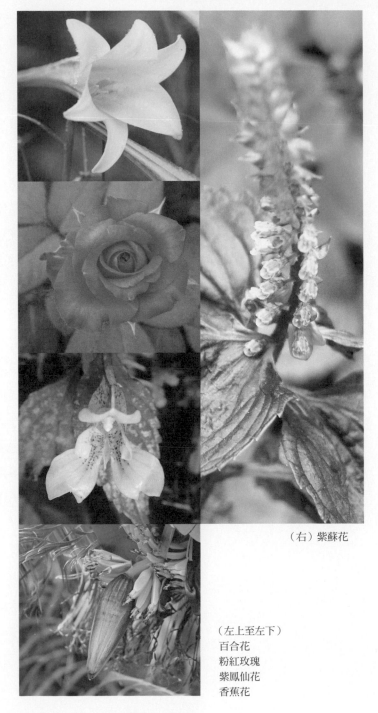

（右）紫蘇花

（左上至左下）
百合花
粉紅玫瑰
紫鳳仙花
香蕉花

花療師培訓與跨領域合作

花精世界的核心，是純善的「愛」。花草植物因為愛，自願分享生命精華的奧妙，提供心靈之水——花精的製作祕訣，為人間挹注一股療癒覺醒的清流。唯有愛才能夠帶給生命清新的改變，也因為愛，我們尋得了回歸自然本源的捷徑，讓生生不息的可能性擴大。

把花精的愛傳播出去

花精的誕生，是天時、地利與人和的因緣巧化。在新世紀的開始，我們大多數人正因為各種已知、未知的健康危機、心理與靈性茫然迷失，而身心俱疲，於是我們由追求物質轉而深入心靈探源，醫學開始呼籲把身心靈當作一體來治療，在回歸自然、反璞歸真的潮流之下，花精本質的訊息在此時出現，有其深刻的意義。

花精蘊含生命的奧妙、愛的真諦，是大自然給予我們的祝福，更是質淨天然且直抵身心靈的完美療癒訊息。透過花精療法，我們獲得身心的治療、生命的智慧及靈性的提升，我們藉此尋得自我療癒的可能，以及嶄新的生活方式。我衷心盼望能把自己所瞭解的花精知識，透過不同管道與方式廣傳出去，讓花精這份愛的訊息完整的體現，精準的撼動人心，讓生命覺醒昇華。

我認為，花精療法最主要的應現意義，就是以愛來療癒人心。從技術層面來說，它結合了自然醫學、量子醫學、訊息科學、心理療法、東西方醫學與精神系統。這是一門深廣博綜的專業療法。

透過演講、著作、刊物，我盡量忠實傳達花精愛與分享的訊息，讓大眾能夠從不同途徑，瞭解訊息的特質與

優點，打開接觸與嘗試訊息療法的可能性。此外服務系統的建制、品質的把關、專業人員教育訓練、研究與應用的拓展，都在確實傳遞花精精神的前提之下，逐步交織建構出完整且嚴謹的體系。

不斷深入學習與研究的領域

因為深入花精領域瞭解訊息特性，從研究、擷取、製作到應用，我們都是在熟悉花朵能量的來源與管道、花語特性、訊息特質之下，單純實行。我們深感唯有完善的培訓制度，才能讓花精治療師真正學習到花精療法的精髓，不僅能善用助人，也有益於自身的修為與提升。

過去，我們已經陸陸續續針對一群醫護人員，完成了花精治療師的種子培訓工作。隨著花精療法的逐漸普及，我們也呼籲更多對自然療法、身心靈工作有興趣，且熱於助人的朋友，一起加入花精療法的行列。我將和各位分享自己多年深入研探花精訊息科學的成果，以及實務應用的臨床經驗，透過智性與直覺體驗的結合，讓種子花療師由心領略花精國度的智慧與奧祕，學習完整扎實的資訊與專業技巧。

我們想提供給花精治療師的，不是單調的花語知識和應用技巧，而是直接領會花精訊息的智慧，從中體悟靈活應用的方式。此外對情緒療法的認知、訊息檢測方法、心理諮詢等專業技巧，還有心靈意識成長、健康人我關係、深度的生命方向探索等個人修為訓練，由內而外打造完善的培訓制度，為準花療師未來的生涯作最好的準備。

花精治療師專業進修是沒有止境的，舉凡量子科學、訊息醫學、自然療法、東、西方精神體系與醫學專業知識、心理助人專業技巧等，都和花精療法息息相關，需要持續不斷的深入學習與研究。我們也為花精治療師提供在職輔導：針對花療師面臨的實務困境，給予臨床技巧的專業建議；或是個案後送服務。

只要你擁有一顆熱情助人的心，願意把花精的愛傳遞給周遭需要的人，就是我們尋找的培訓種子。你可以接受基礎訓練，學會正確選用花精，做自己或家人的健康花療師；或者接受進階課程，成為顧問花療師，以專業經營態度，服務更多朋友；甚至接受高階養成培訓，成為專業諮詢花療師。

共享資源交流與應用

研究花精、訊息醫學的腳步，從不曾停歇，我們與各機關學校合作，將持續發表實證研究，例如透過人與環境的關係瞭解情緒緣由，及宇宙訊息能的療癒效果。我們非常樂意持續公開研究發現，和大家分享。期許有更多公益團體和專業研究機構，能夠加入花精的行列，共同在訊息能科學、自然療法、身心靈療法的領域中研究耕耘，讓訊息醫學更加落實且廣傳，真正利益大眾，淨化生命，為地球、宇宙播下一份善美的能量。

（右頁圖）「台灣藍龍膽」是本土特有的花種

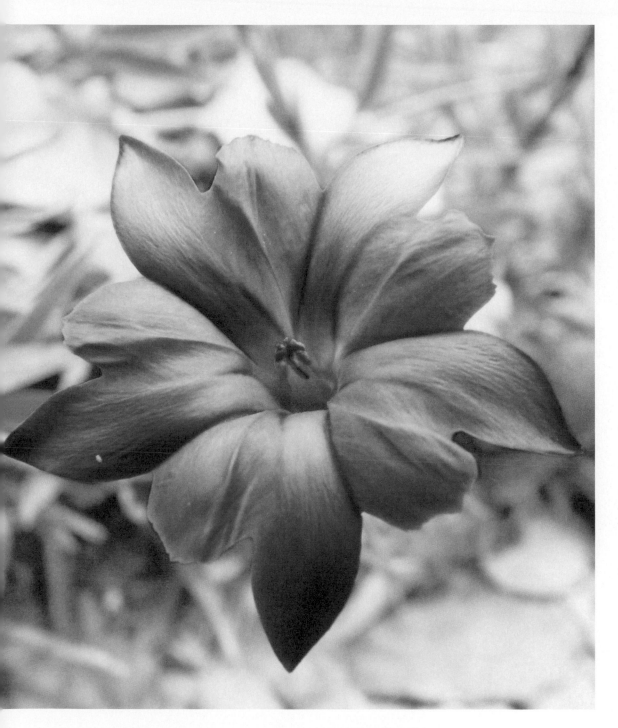

7

花精與
心靈
的立體展現

心靈意識擁有豐富的內涵，我們可以進入意識之海，汲取源源不絕的智慧與能量（自性寶藏）。花精最可貴之處在於，她是活生生的訊息，能夠進入我們身心靈各個層面，以充沛的愛與自信波頻，引領我們進入光明之中，進而徹底療癒身心。她們是富含彈性與智慧的光之精靈。

　　擷取製作每一瓶花精時，我和秋敏深探花朵能量的世界，汲取她們各有千秋的飽滿智慧，每每對不同花精豐碩圓滿的訊息而讚嘆不已。我盡了最大的努力，把每一種花的光華與智慧完整收錄下來，欣喜的發現，花的訊息能量不但能夠發揮強大的療癒效果，為人們找回內在心靈的桃花源，而且因為對心靈具有獨特而靈活的作用特質，能搭配各種自然療法、身心靈淨化課程，做最完美的結合與應用。

花之禪 與花之舞

當我們謙和用心與花訊息相連結，心靈意識進入花能量的導護中，我們的心彷彿一朵盛放之花，身體頓時間可以自由、呼吸，穿梭心靈海，新的心靈能量引流注入，如同植物學會留存原地，善應環境的多變，與自然宇宙間和諧的律動。

呼吸間的能量，花精生命的智慧

混亂思維與心靈創傷，會使人呼吸變得有壓迫力，無法與臟腑和諧的律動，常為了釐清混雜的心理感受，而忘記呼吸的存在，輕忽呼吸對身心連結的重要性，這也是身體百病發跡的根源。呼吸長短淺薄，吸呼間不規律轉化，會影響心脈的跳動頻率，無法精確共振身體能量，帶以足夠的氧量，讓細胞替換滯留的廢能量，日積月累殘餘的負能量，附著於細胞逐日壯大，形成身體磁場的一股亂流，身體疾病也因而顯現。

如果我們未能覺察，轉化心靈的暗潮洶湧，就必須學會照顧自己的呼吸，像植物憑藉三大生命基礎的要素：空氣、陽光和水，開啟生命的大智慧。我們先照護身體的呼吸，讓供氧量不縮減，自然心會安靜下來，在花精健康活躍的能量中，返給修護心靈的耗損，保住身心的能量不流失，再從中找尋生命的亮光。

我們心靈常駐「我」心中，在心靈意識迴盪反芻間，很多關於「我」存在的生命訊息，透過身體在一呼一吸之間的轉換，我們才得以感知生命的延展。生命能量透過呼吸，建構出身體的存在外貌。當我們對身體外貌不滿意，不是選擇忽略、減肥整形，更不是從此自卑或自棄。我們對外貌過度的追求或自卑，是因為內心的匱乏所造成，應該審視造成心靈失衡的主因，是嫉妒、是不夠自信，還是迷失自我的價值。

　　心靈建構出個人獨特的生命氣質，身體就是透過外在世界，在呼吸間交替建構的能量，如果我們對自己外在條件不滿意，應當找出心靈匱乏的原因。在花能量共振訊息、轉化後，外在的形貌自然會轉變，雖然我們無法像帥哥美女引人注目，但充滿自信歡愉的心，散發出知足的氣質，會吸引大家親近喜愛，這才是最踏實相隨一生，永不磨滅的生命能量。

　　呼吸在花舞與花禪間，扮演虛實、陰陽能量傳喚的巧化之力，呼吸是我們穿梭於現實與心靈間的連結訊息，在花能量的化育中，真實感受生命存在的奧妙。你可以在此時靜下心，滴入花精，手握瓶身，感覺一吸一呼間調息身心的律動，很多複雜的思潮會平息，一種深遠厚實的呼吸能量，由心靈的深處帶出，活躍身體細胞的優質訊息，供給腦部清晰的能量，自然身心的體察變分明。

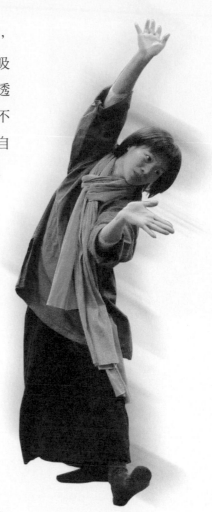

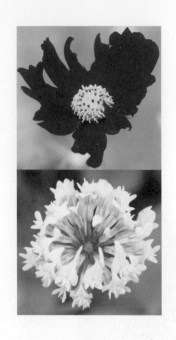

花禪：花中之禪，動中之禪

整體平衡　太極之風
流轉乾坤　生生不息
動中有靜　靜中有動
妄念不生　心體寂靜

禪意指心境清明，任何意識的雜念隱沒當下，心體寂靜中體悟深遠的生命存在哲理，每個人靜於當中，悟化出存在的力量，或於「禪」中深刻連接心靈動力的要素，作身心深層的陰陽轉化，讓我們的意識雜念隨之消化。

花禪是動中之禪，肢體表現陰陽調化的能量，動中有靜、靜中有動。花精像智慧的老者，讓心停止慌亂、盲目與無從，如心靈的導師安定於心，使心體融合於現前。她運轉身心的能量，讓心明亮活躍，產生身體的和諧律動，肢體在靜動間轉換陰陽之氣，閉鎖的身體氣脈打開，活絡全身的氣穴，血液自然流暢充盈細胞，進入身心全人的和諧共振。她使心靈意識的覺知更深遠而遼闊，與自然同融一體，體悟生命存在的本質。

植物存於自然間比動物久遠，源源不絕的生命展衍，一輩子深根於地而不轉移，在定中勇於接受自然的挑戰，不是對宿命低頭，而是於定中展現生命的契機。花朵就是植物於環境中粹鍊、昇華出的生命語錄。花禪就是讓我們學習植物，如何安處於不變的環境事實，知道在風中雨中適時的轉換姿態，讓自己安全留存，呼應宇

宙自然的律動。

　　植物的智慧語錄，收錄植物適應環境的生命哲理，花朵是生命正面能量的至美化身。利用花能量導引深層意識，體悟花禪深定的力量，洗滌身心靈的創傷，讓我們走出生命的低潮，看見生命的曙光，禪般的生命意境，透過身體、語言、意識心靈的展現，一種清明覺知、喜樂無為之訊息，自然流走於身心，展現生命的智慧。

回溯母體胎息：回到媽媽子宮裡，重新把自己生出來

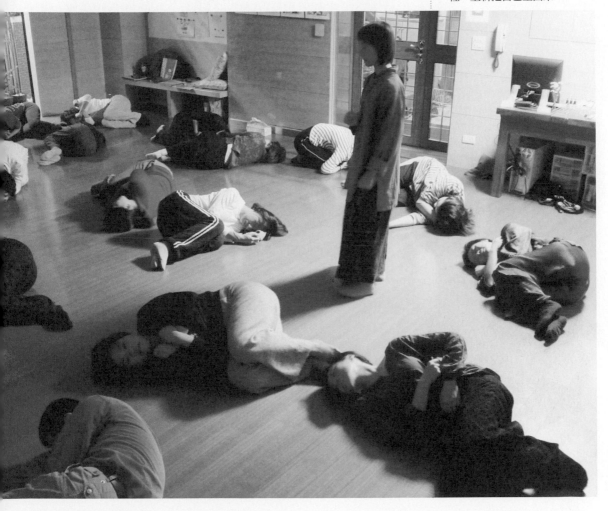

花舞：讓心靈回歸自然的原始語彙

美妙飄逸花仙子
風中雨中舞嬋娟
啟動心靈生命力
綻放自在花之舞

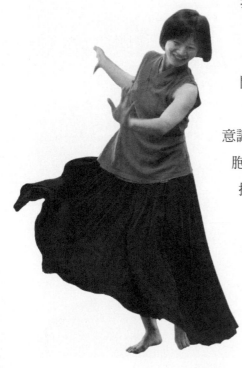

花舞不是運動，也不是單純「感應」花能量而任意舞動，它是一種深入心識細膩的心靈活動。花舞是一種自然心靈舞蹈，自由呼吸的身體律動，藉由花精的觸媒作用，在呼吸間傳透身心意念結合。當我們放鬆、安靜閉上雙眼，傾聽自己呼吸的韻律，心靈的空間感打開，我們會湧現內在的聲音，現前的情緒狀態，安定、不安、焦躁、鬱悶、迷惑、失去動力或人生方向，甚至對自己存在的思潮……，在一呼一吸間，傳遞出心靈深處的訊息。

花精的訊息讓我們卸下防禦心，我們輕易透過表意識，察覺身心的狀況，讓身體自由動起來，每個細胞都是「複製的我」，肢體不透過大腦的刻意，毫不掩飾或抑制地表達真實感受，訴說內在聲音。

花舞讓心靈回歸自然的原始語彙，你無須用語言層層疊疊的包裝，透過肢體語言閱讀內在的聲音，花精直接點喚心靈力量，傳遞花朵燦爛開放的心情。花能量像是心靈的明燈，光明、希望、自在的指引心靈意識蛻變，在每個人可承受的範圍內，安全的探究生命課題。

會呼吸，就會跳舞

秋敏老師獨創的花舞，是希望每個人接受自己真的會跳舞，簡單的舉手投足，都是身體的語彙，不必經過大腦，反應真實的內在。說到跳舞，很多人會說：「喔！我不行耶！我的肢體僵硬，節奏感又差。」馬上生起退卻的心。事實上，花舞對自我意識的提升快速，我

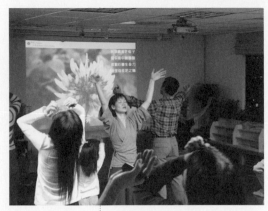

會呼吸，就會跳舞

很鼓勵大家接觸花舞，由不同的角度探索生命的課題，只要我們會呼吸，自然展現身體的律動，這就是跳舞，並不需要任何技巧，讓身體自自然然的說話。

大家自願、自然與自由的表現肢體，不是強迫、激烈、侵入性表相的肢體。我們經由花能量的幫助，緩慢沉穩地呼吸，直抵心靈深處，瞭解自己，認識自己。花精的能量讓心形成一個保護場，使人變得勇敢、睿智而清明，此時隨著心識的轉動，身體能量會自然重整，肢體顯化其內心的轉變，裡外能量會同時蛻變。一點點步伐邁開，一些些手勢變化，都是心靈內化出來的身體動能。沒有美醜表徵的評斷，沒有僵化的固定肢體模式，沒有擾人的節拍，只是利用自己天生的本能，自然呼吸，將心靈訊息外展，傳呼到身體細胞。讓肢體活起來，逃脫大腦的設限，源源不斷的透過肢體展現生命的訊息。

我們由小小簡單的肢體，找到心靈失衡的問題，修護深層的創傷，呼吸因此變深遠自由而無束縛，所以只要我們存在而呼吸，就會跳舞，就會花舞。

花精、身體、心靈：三面立體能量的展現

秋敏老師一直把花舞視為一種生命藝術創作，每個主題都是由心靈的觀點出發，以人性共通的脆弱面，透視、進入生命的關愛，讓心靈因花舞能量，在身心靈三面立體的角度透視自己，看見且真實的體驗生命，進行靈性的開展與提升，改變生命的素質。

花舞由花精清明的訊息，帶領心靈進入高度的覺知，「我」即代表當下覺知的心，像似雷達般靈敏的掃讀身體所傳遞的語意，當身體傳喚心靈深處的訊息時，身心靈三面立體交匯成豐沛的能量，這些訊息構築成身體獨特能量的流化，轉化舞動出肢體，這是最真誠被直接看見的「心靈語言」，是無法被大腦掩飾掉的語言。

花舞在花能量清明之中，引導初「我」存在的心識活動，「我」是一個會思維、感知、聆聽、看見、審視、關照、覺察、穿梭、傳喚與連結未知的心靈能量，讓潛意識的能量走出身體，當潛藏的生命訊息，透過「我」存在的心識活動，身體的機制便產生變化，閱讀到生命的訊息。

當「我」面對心靈創傷，因為心的共振與接受度，我們在肢體能量的變換中，覺察到了情緒狀態。花舞讓身心靈三面立體呈現，心靈透露出事實傳遞到身體，形成「我」特有的肢體能量模式，我們可以走出「想像空間」修築的自己，落實看見一個三面立體、交匯生命能量的自己，從而瞭解大腦想像與實際行動中的自己，這其中的差異。我們藉此如實的覺知、傳達心靈深處的感受，傾聽身體所傳遞的訊息，改變情緒的困惑，提升生命素

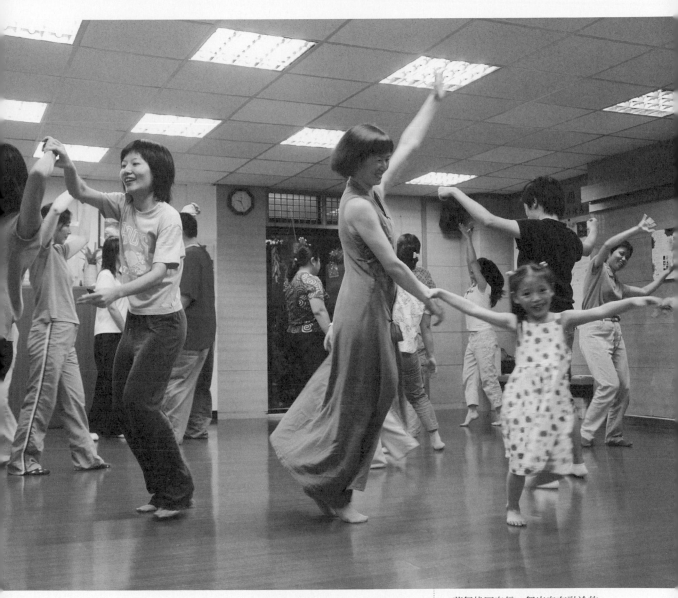

花舞找回自信，舞出自在融洽的
人我關係

質。重新在花舞的新視覺角度，發現身心靈三個面向，
看待一個更完整自己，一個三面立體展現豐沛生命能量
的自己。

生命藝術的創作題材

花舞可融合應用各種心靈療法，每個生命皆具獨特性，用身體表達心靈真實的世界，用身體傳遞各種藝術訊息，都是我們認識自己，表達自己的最佳工具。

花精是花舞的精髓，花舞表現的精神要素，取決於花語表達。例如：「回溯母體胎息」主題，應用BABY般可愛的鴨跖草花精，滿足嬰兒時未受呵護的愛，我們利用花語的溫馨滿足特性，加入不同音樂的情境，進入潛意識流，接受「光、愛」的祝福，利用臍輪保有的母體訊息，回游至母胎重新連結母愛，享受媽媽給予新生命的照護，再經過產道重新誕生。BABY沉浸於天然音樂共振中，因為鴨跖草訊息補足了匱乏的母愛。鴨跖草給予心靈深處滿滿的慈愛，一種生命被祝福、期望的能量，經由心靈肢體細胞間轉化、呈現，療癒未受自己珍愛、祝福的生命。

這套花舞的創作組合，用來療癒不受媽媽關愛的小孩，與媽媽關係疏離，互動不良或衝突者。我們

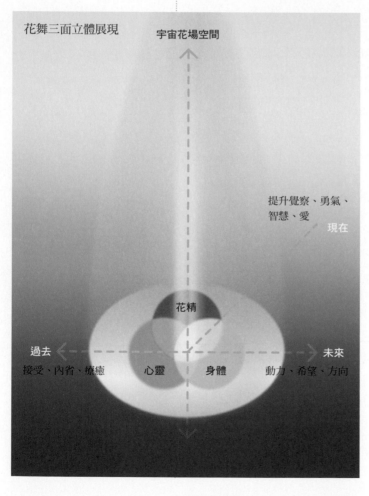

花舞三面立體展現　　宇宙花場空間

提升覺察、勇氣、
智慧、愛
現在

花精

過去 ←　　　　　　　　　　　　→ 未來
接受、內省、療癒　心靈　身體　動力、希望、方向

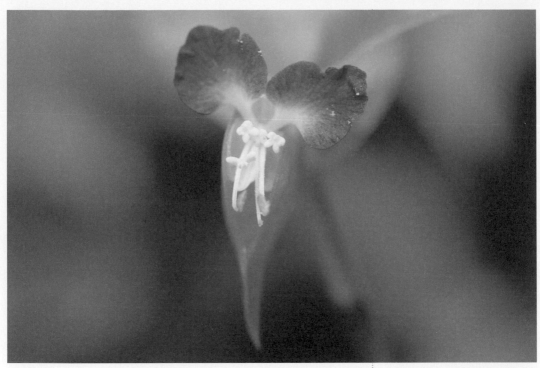

「鴨跖草」像是小寶寶從育兒袋
裡探出頭來，充滿愛的初心

在花舞進行中，帶著花精給予的「愛」、「勇氣」與「智慧」，隨著音樂進入不同的情境。讓潛意識肢體引領，由光聚合的生命初始，到生命誕生的過程，探索生命存在的意義，同時用成人成熟的心智，體悟母親當時的心境。很多外在的衝突會因瞭解而諒解，重新連結原生的愛，因為愛的滋養，讓心靈豐盛，塑立更健康的人格，產生對自我生命強大的祝福力。

在這場重生之旅中，有人修復了母與女的關係。有的人則在重溫誕生那一刻的深刻體驗中，看見了靈魂本有的光輝，感覺到被光溫暖的包覆著，在光中、在愛中，憶起了生命的尊貴，滿懷喜悅地發現：自己，原來是一位愛的使者！

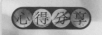

我在光、愛與勇氣中重生

來自母體，但對母體的排斥與怨懟，是很多人畢生的遺憾。和母親的關係是我年幼及青少年時期最大的痛，她的愛也是我一直以來無法圓滿的鄉愁，但她絕對不是個壞媽媽，她守先生、守著孩子，在舊社會的大家族裡，忍受妯娌的欺凌，周旋在無數的親友中。只是她對我的冷漠、嚴苛，及拿我和同儕間的比較，讓我深感匱乏及受傷。小時候常覺得自己不是個好孩子，不是好孩子當然就要更努力，這樣媽媽才會喜歡我，舉凡家事、農事，我什麼都會，功課也要拿第一，慢慢的好強、不服輸的個性形成。

當所有的努力卻得不到肯定時，叛逆的人格也愈來愈強化。我只聽爸爸的話，爸爸告訴我，天下沒有不是的母親，母親沒有不疼我，做子女的要孝順，對媽媽順從就是孝順。但這樣的教誨更讓我身陷矛盾、衝突當中，我不可以頂嘴，不可以找藉口，更重要的是，我不知道自己哪裡不好，叔公伯父們都誇我允文允武相當能幹啊。其實這份愛的期待，在青少年時期早已變成恨和憤怒，但這更讓我有罪惡感，和急於逃離與母親的連結，記得有一次弟弟隨口說了一句：「你跟媽好像。」我怒不可遏，當下更是驚訝，像自己的母親對我來說，竟是如此不堪，但她沒有什麼不好啊！

在我結了婚、女兒出生後，我知道這三十年的情結，將是我畢生的功課。因為不願女兒像自己年幼時，得不到愛的滿足，我傾全副心力照顧她。做月子時我不吃不睡，不斷替她量體溫、看尿布，算計著吃奶的時間，後來我病了，醫生告訴我：「你有產後憂鬱症，要放鬆。」

我一直尋求幫助，對於孩子的照顧，一直希望有個樣子讓我學習，怎麼帶女兒、怎麼做母親，千萬不要落入我和母親的輪迴中，也不可應了小時候媽媽對我的詛咒——那就是生一個像我一樣的壞女孩。但我總覺得自己做不好母親的角色，就像當初做不好「女兒」一樣。

在一次機緣下，我找到一位旅美回國的心理醫師，為我做治療。他的理論是「傷痛會因理解而得到釋放」。原本以為這次「花之舞—回溯母體胎息」就像這樣，讓我理解一些、釋放一些，但開始後，才知道，整個過程是真的！而且深層到令我幾乎無法承受。一切似乎又從頭開始了！我被包在子宮中，重新孕育，即將誕生，很痛苦！但我不放棄這個重生的機會。

隨著祈明老師的缽聲及誘導，我是個光體，在不願意、也來不及反抗的狀態下，我已經在一條擁擠的道上前進，連轉身的餘地也沒有。「只有前進，輪迴才得以逆轉。」我告訴自

己。同時我已回到子宮，一切如此真實，另一個自己更是非常清楚。

　　回到子宮時，我靜靜縮著身子，同時一種讓我粉碎的傷心與孤獨，深深包圍著我，我淚流滿面，無處可逃！但一個聲音告訴我：「這是你的機會，要把握。」同時秋敏老師走到我身旁，輕聲的要我「加油」！

　　我緊握著鴨跖草花精，努力讓另一個我孕育著，當我又生起百般不願，幾乎承受不住、無法呼吸時，我看到子宮中充滿著光，這些光是很多藍色的光聚成，點點閃亮著。是「鴨跖草」！這些小點點的光不斷過來撫觸我，讓我溫暖、安定和充滿力量。秋敏老師的提醒「讓愛長出來」，不斷在耳際迴盪。慢慢的，我感受到母親的心、母親的存在，母親身心俱疲，力量微弱，她不是不要我，她太累了，也病了，自己的肉體那麼沉重，哪還知道肚裡的胎兒！

　　我淚如雨下，我懂了！母親在懷我之前，已經有兩個哥哥流產、夭折，懷孕對她來說是一種極大的壓力，而且此時她的身心正遭受非一般人能夠忍受的痛楚，所以我的存在，對她的意識來說是一種負擔。這樣的負面情緒在我成長過程不斷釋放，造成母女的隔閡。她不自知，且深感挫折。

　　我告訴母親：「我重新孕育著，我將充滿著光、愛與勇氣誕生，這樣的力量將足以讓我們母女心靈圓滿、富足。」在一段音樂後，我誕生了！雖然過程中怕自己長得不夠好而有點急，但我深信芽已經發了，樹將成蔭。於是我任光擁抱我，淚水洗滌我。我聽見祈明老師叮嚀：「在日後，愛與光將繼續成長。」我抱著媽媽，輕輕搖晃自己的身子，淚水把我洗得無垢光透，我是個很棒、很乖、很快樂的孩子，在音樂結束前，我的心力已足夠讓我抱起媽媽。

　　記得有一次花精諮詢時，祈明老師語重心長的告訴我，以前不足的愛不可能再找人要，但當你去愛人時，它也會得到圓滿。有幸在不惑之年，上這堂深層、震撼的花舞，對於母女的愛，我已不再疑惑，相信我還會更好。只因人力量不足，所以愛才無法展現，如此罷了！

　　這天是母親七十歲的生日，她和女兒坐在我身邊，我對於媽媽的無形距離已經少了。覺得人生真是奇妙！女兒是個熱情愛說話的孩子，看到阿嬤總是又摟又抱，阿嬤也疼她疼得不得了，好像在我年幼時因百般無奈沒給我的，都到這孫女身上。這孩子來到人間，不是讓小時候是個「壞孩子」的我，有個「壞孩子」，而是來圓滿我和母親臍帶間的遺憾。媽媽對我的愛，藉著這個孩子得到展現，我對母親的情結，也因為她而有機會解套。

引導者解析肢體、療癒心靈的能力

　　花舞結合花精訊息，當心靈意識受花能量的共振，情緒會產生修護的波動，這種心理覺知的細緻波動，會透由身體細胞，傳導出肢體的變化。一個訊息敏感度夠的花舞老師，應在個案肢體建構的瞬息萬變間，細膩的閱讀出肢體的語彙，透過肢體解析，治療其心靈的問題。花舞老師必須深知個案所陷的情緒狀態，是消化、趨避還是漠視情緒問題，這些都可以在個案肢體能量呈現時，捕捉閱讀到訊息。

　　當個案深陷問題癥結時，適時的給予語言的指引，穩定且細緻的聲波導引，會激化閉鎖的思潮，讓心止念沉靜下來，重開視窗，換個角度，正視、修護與解除問題。當心靈意識再度開展，身體的能量磁場波動，因為心靈意識的釋放重劃，便轉化出不同的肢體質地，豐富流暢的肢體線條，就似花一樣自在盡情的表現。

選擇訊息能量和諧的空間能量場

　　我們生活的空間充斥著無限的能量訊息，這些訊息波動有好有壞，有益於共振人體和諧運作的健康波動，也有負面干擾波動。一個訊息能量和諧共振的空間，必須要常淨化與提升。花舞之所以能快速的使人醒覺，進入深層意識，轉化身心靈，除了花精精準強穩的共振波、主題的精心規劃安排之外，花舞進行的空間亦是一個成功的關鍵。

　　當我們的情緒波動待平復，心靈能量要提升，身體的負能量需排除、淨化，選擇進行空間場所很重要。如果

沒有一個優質的能量空間，或者進入一片混濁能量的空間，大家的情緒訊息可能會相互干擾，形成你丟我撿的干擾波動。我們的心靈是脆弱而敏感多變的，選擇好的成長療癒方法、和諧的心靈療癒空間，才能有益於身心靈的成長。

陽光充足，空氣流通，是空間自然淨化的第一要件。光線明亮、空氣清新的空間，就不易有濁氣等負能量的集結，再加上經常淨化負磁場的訊息，基本上這就是一個適合進行花舞的空間。我對空間的氛圍很注重，為了使花舞發揮更好的療癒成效，我把空間利用訊息連接上宇宙花場，讓參與者能深刻的接受花場訊息，進入心靈的深處，花給予他們心靈上最大的祝福力量。

至於如何知道空間能量場，是否合適心靈的能量補給呢？你可以憑直覺力，先沉靜心識，感覺周遭氣氛，它讓你舒服嗎？如果陽光足、空氣好，環境又舒適，那就是個不錯的空間能量場。

初階、進階花舞的發展

初階花舞的設計，著重在自我的探索，感知心靈意識的存在，進入內心深處探尋。這個階段個案肢體的表現不豐富，常靜處原地，或只是簡單的肢體變化。秋敏老師並不會要求豐富的肢體表現，一切身體語彙與心的變化相連，生命是一體多面的展現，只要是真實心靈內化的肢體動作，都是心識的一部分。不是因為花舞而跳舞，是因心識的訊息共振肢體波動，讓肢體自然變化身體動作，下意識的想跳舞。所以初階花舞著重探索生命

的可能，我們也許會因為肢體的變化，而呼應到心靈的問題。當我們愈清楚情緒的問題，在花精的護育下，自然心靈的舞蹈會慢慢的展現開來，這種自信的身體動作，是由心靈深處長出，而不是被外在因素所逼造的身體舞動，你會體會到你跟自己貼近，跟心靈深處的自己交會，跟身體呼吸緊密的相連。

進階花舞可以結合更多的素材，發揮花精更寬廣的作用，使人開展不同質地的肢體表現，感受人與人肢體的互動交流，使肢體流動進入空間多角度的呈現。你會在花舞進行中解析，看到你與自己、你與人及環境微妙的互動關係，同時發現現實生活中的自己。在花舞不同的情境中，往身心內外，更深層探究生命的真意，遇見現實「我」的存在面貌，轉變僵化的生活思維模式，拓展生命的廣度，讓肢體展現更多的可能性，轉動沉積固舊思潮能量，讓身心靈性飽滿，全身細胞散布熱能，充滿由心所蛻變的愛。

世界萬物的訊息都存有正、負向能量，在陰陽訊息間運轉出生命能量，花朵和人同具有正、負面特質，每個人都有優、缺點。初階花舞後，對自我瞭解達到一定的認識，更能自然連結深層心靈活動，自信讓身體能量變開放，肢體訊息更細緻且豐富，我們更能輕易進入身體的能量中，打開心智的覺知力。

進階花舞中，花精不只是扮演撫平心靈的創傷，我們可以利用花精的正、負面特質，開發生命的潛能，拓展心靈的視野。在花精能量運轉中，進入不同的人格特性，瞭解生命的豐富質地，引帶出潛藏住的能量，讓生

命的延展性更遼闊。

　　例如：刺葉王蘭的花朵，成串長出的高聳花柱，是一種超自我的表現，帶刺的葉子警告別人勿侵犯。

　　花舞可利用她的花語特性，運用於人際關係的學習，在刺葉王蘭的花精引導中，讓參與者體會到刺葉王蘭「大我」的肢體展現。她可讓一個性格畏縮，又缺乏自信的人，相應到花的正面特質，花精的訊息讓我們能生起大無畏的心，勇敢面對人群，自信的表現自己，提升環境的適應力與競爭力。反之一個過於強勢的人，展現花朵負面特質，當肢體能量過度擴展時，衝突的肢體語彙侵觸別人，會使之內心醒覺，釋放過度保護的心，讓心柔軟，學習肢體能量的表現，轉而內斂柔和，化解容易衝突的人際關係，使之變得詳和。

　　我們利用花的特質，由心展現我們外露個性，同時往內進入心靈的核心，深探潛意識的訊息，瞭解生命的本源。此外，每一種花所承接的生命管道不同，利用不同花朵特性，探索連結心靈的未知，探知宇宙生命的無限，當心靈的視野愈寬廣，我們的小我與自私的心轉化，無知所矇蔽的心靈能量在花舞肢體帶動中開啟，自然體悟生命存在的本質，領略身心靈同步展現，天地人和諧的共振波動，舞動出生命高階的能量。

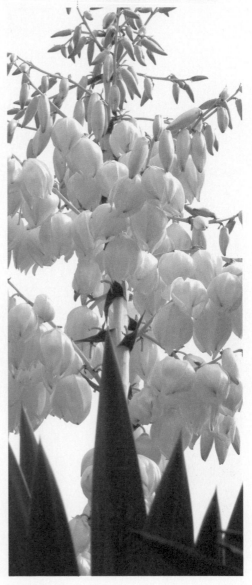

「刺葉王蘭」尊貴而謙和，融化帶刺防衛的心，讓軟弱的人生起大無畏精神，轉化人際關係

內觀繪畫

內觀繪畫訊息療法是我偶發獨創的靈感。顧名思義,是讓畫者透過畫筆,直接畫出心中所浮現的心花。當內心原本抽象的訊息,透過手、腦與筆具體呈現為花畫時,我和畫者之間便擁有了共同的媒介。首先,畫者可以在花畫上盡情抒發心中的感情,接著,我會直接擷取花畫留存的訊息,進行轉化與調整,這時畫者內心相繫的訊息就會被觸動調整。

從心畫中看見自己的存在

人的想法、念頭是一種心靈活動,無時無刻呼應著外

內心原本抽象的訊息,透過手、筆具體呈現為花畫

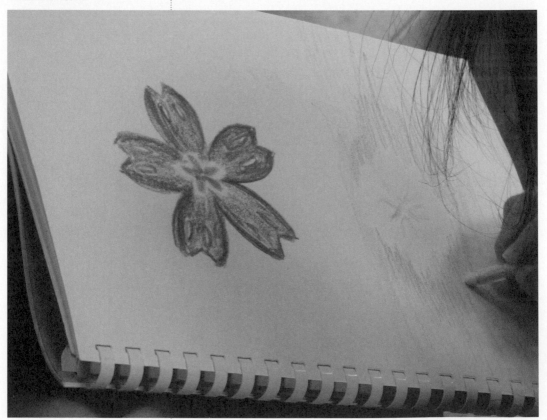

在環境而變化，心靈意識像是一條河流，由外在人事物的刺激，漸而形成自我的觀念。小孩是在學會說「不要」拒絕別人時，同時肯定自己是一個存在的個體。我們從判別對外在事物喜惡的感受，看待內心感覺與心識變化，匯集成對「自己」的印象，瞭解個性與生活的態度，在慣性的生活模式中，安全的探索生存的方式。

當我們閉上雙眼感覺自己存在的能量，我們只能用心感覺到意識的活動，對於自己的存在樣貌，只是一種外在身體的記憶印象，而鮮活的心靈意識活動，是很難實質被註解的。

內觀繪畫就是一種看見自己存在的方法。我們進入深層意識，運用身心靈的連結力，讓心靈的訊息由潛意識中被帶出，透過手的繪畫過程，感知心靈的活動狀態。我們可以在繪畫過程，深刻的感覺心靈活動的力量，這些活躍的生命訊息，藉由身體的共振波動，透過手繪畫成心的圖像，我們可以在圖畫中解析心靈狀態，瞭解表意識未知的心靈訊息，看見傳遞出的心靈訊號。由圖畫的構圖中，解析運筆的線條，筆觸的重輕，色彩的運用，空間的利用，以整體性透析心靈意識的訊息，瞭解內在情緒的根源。

當心靈透過手及筆……

透過內觀過程，讓心放鬆沉靜下來，進入潛意識中。
觀照內心情緒、念頭的幻變，想像心中如一湖明水，
從水面浮現一朵花。

仔細觀察她呈現的姿態與色澤，有花名嗎？

是盛開、含苞或凋謝，她有幾片花瓣？

這朵花生長的地方呢？還有她會說話嗎？

用你最喜歡的素材，把這朵心花畫下來。

我們每一個人的內心世界都是非實質的，不是眼睛可見，不是用手可觸及的，當心靈透過手及筆作媒介，我們一樣可以把內在世界的抽象訊息具體反映出來，而畫紙則好似一面鏡子，是心靈境界的投射。

愛因斯坦說，質量與光的交互作用會產生能量。內觀繪畫的基本原理就在於此。當心靈的訊息呈現在畫作上，我們就擁有了質量，只要將這個質量賦予祝福的正量，也就是「光」，使之轉化成正面的心靈提升能量，再回饋到畫者身上，他當下就能感受到自己所呈現在畫作上的某些失衡情緒，被轉化或撫平了，他從中更瞭解自己、接納自己，變得更自在清明。這就是內觀繪畫療法的基本作用。

台大校長兼電機工程學系教授李嗣涔多年來透過許多能夠運用「手指識字」的個案，證明文字或圖象是帶有訊息的。這些個案並不需要用五官來識字，而是直接感覺文字或圖的訊息，這也證明人類除了五官與六識之外，還有一部分能夠直接感知訊息的能力尚待開發。

我們所完成的每一幅畫或文章都代表自己心識的某一部分，你可以透過它們來認識自己的心靈密碼，它們可能是你長久以來習慣性忽略或者不被自己熟悉的部分，而療癒的奇蹟能量就隱藏在其中。

……祈明老師為我進行內觀繪畫訊息轉化時，他說，我所畫的這一朵心花呈現出「自憐」訊息。的確，我感覺自己的心好像失去生命力，只能往下沉淪，似乎找不到生命的出口，而內在深沉的憂傷，如同漣漪一般，不斷地擴大，感覺自己將被吞噬，永無止境。

　　老師為我做繪畫訊息轉化後3天，我發現自己的思想產生了變化，我產生了勇氣，可以抬頭挺胸，堅強的面對自己內在最脆弱的部分，不再那麼容易哭泣與自憐。

　　從轉化後到現在，已經過了50天，我發現自己越來越能夠面對自己，也越來越少自憐與哭泣，甚至「自憐」這個部分，好像已消失無蹤，我甚至感到懷疑，難道之前的自憐，根本從未存在過，一切都只是自己的頭腦想像在作祟？！這個部分，我已經找了好多方式，但一直都未解決，直到現在才感覺如釋重負。這真是很棒的禮物。

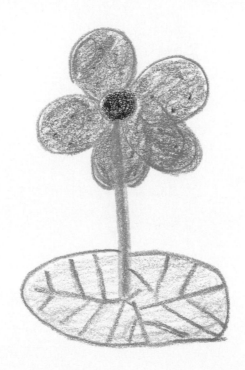

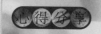

　　我畫了一朵紫色有很多花瓣的花，下方有一湖水、兩條線往上代表噴泉。只是簡單的一幅畫，祈明老師卻看到了很多資訊，好像很多祕密都被發現了，讓我非常緊張。在第一次做繪畫訊息治療前一天晚上，我還特地對這幅畫持菩提心咒，用意念灌輸給畫作「平靜」的訊息，希望這幅畫所傳達的是比較正面的訊息。沒想到，祈明老師看到畫之後，卻一語道破我的內心狀態。他說，你的內在還有許多部分不斷湧現需要整理，隨著噴泉湧出來。

　　畫的上方有紫色的複瓣花，是因為我畫完之後，發現還有多餘的時間，就不斷地往外增添花瓣的數目。老師說這就像是我的個性，雖然有些事我還有待整理，但某些事我早就整理好很清楚了，可是我卻繼續不斷地用大腦想，讓事情變得很複雜。我覺得老師說的很正確，沒想到簡單的一幅畫卻讓他看到這麼多訊息……

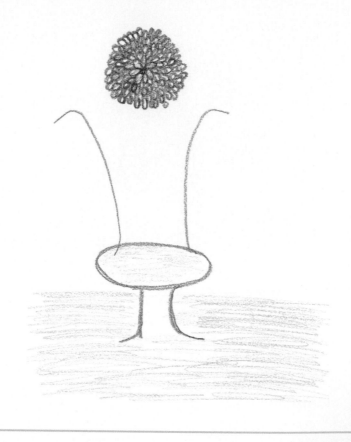

畫內觀繪畫時，對畫畫十分畏懼，因為我一向都不太會畫，內心出來的花是開口向上，黃底而繁複的顏色，我只能盡力去表現我內心的感受。黃底畫上去之後，紅的、橙的、藍的一點點，我設法表現出那個色彩和味道，畫完後又添了一些心裡想畫的。

　　看了看自己的畫，只有一個感受，就是：想要回家！回到那個不用再離開的「家」，那是一種說不出來的感覺。

　　老師解析我的畫，說我雖然很老實的活在現實生活中，但內在卻有一部分不甘願，想脫離，這朵花的葉子好像翅膀，帶著我飛走。內心深處，我渴望找到心靈真正的歸依。

　　老師在做訊息轉化時，我感到肚腹丹田暖了起來，他對著圖就好似在對我做轉化，轉化完後，用手靠近去感覺畫，似乎有股清涼的感受，由手心傳到大腦，人似乎安靜了許多，畫中喧鬧不平之氣氛，也沉靜安寧了下來。

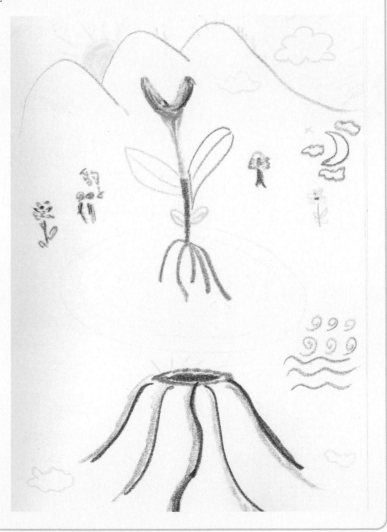

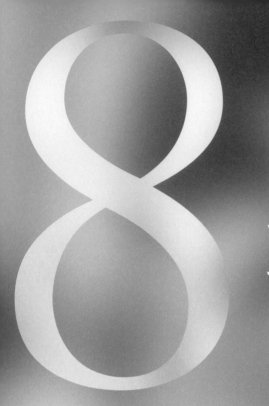

8

台灣花精
與
訊息醫學

花精療法是一種自然訊息療法，以水為載體，擷取貯存花朵訊息，透過波頻共振原理，療癒失衡的身心靈，屬於訊息醫學的一門。宇宙中充滿了訊息波，彼此是互通互應的，訊息醫學就是研究如何轉化這些訊息波，成為療癒身心的能量。這些自然能量包括花精、藥草訊息、宇宙光波、星海訊息、訊息排毒、微量元素訊息，能夠深入身體細胞最微小的分子，進行能量的轉化，是最徹底、健康且自然的平衡方式，不僅適用於人類，對動、植物或任何的生命體，都可以互應共用。

花精是神奇的心靈解藥，心靈的問題可以靠花精來解決，而生理部分則須靠藥草來調理。我陸續研發出各式藥草訊息能量——擷取藥草的純正訊息，並還原、活化藥草的生命特質。屏除傳統煎熬藥草來食用，藥效作用緩慢而間接的缺點，藥草訊息強化了傳統藥草的功效，而且具有迅速通達全身經絡與細胞的優勢。此外基於宇宙訊息能共振互通的原理，我也進入有毒動植物的訊息場，轉化擷取排毒訊息，率先研製出「訊息排毒」的淨化方式，這大概是全世界的首例。它能徹底而精準地轉化人體內的毒素訊息，並且加以排除，重建自體細胞的免疫能力。

除了花精、藥草訊息、訊息排毒淨化之外，我已陸續研發出訊息光波、訊息美顏保養、活化細胞訊息水、訊息能量卡，並將日月星光等有益於人的宇宙自然能量訊息放入各種載體，例如水、卡片之中。以天地的自然能量來療癒人的身、心、靈，啟發人自明自覺且健康的人生觀，是我所期待的訊息醫學願景。

劃時代的革命技術——藥草訊息

研製發展藥草訊息的緣起,是一次夢境的提點,極短數秒瞬化的訊息。

那是一個奇妙的地方,位於宇宙的某一空間,感覺無際無涯、寬廣遼闊,秋敏由夢境中進入這個空間,看到一塊奇異的土地上,生長著一株藥草,每一片葉子都由裡到外透亮,閃耀著如金箔的光華,感覺無比珍稀難得。藥草的葉子細長、葉脈清晰、線條優美,自然地垂下來,被置於一個透明的水晶缽中,秋敏感覺到,這株藥草珍貴而活生生的能量,正源源不絕地透過振動,傳導入缽中的液體。

夢境中的植物顯然不是花,而是藥草,我們深探這個訊息又是另一項工作,我突然意識到,花精既是著重在心靈的解藥,那麼生理部分,是不是可以透過藥草來調理呢!如此雙管齊下,更可以協助我們架構健康而無負擔的訊息化人生。有了花精的成功經驗,將活生生的藥草訊息能量擷取保存下來,成為方便攜帶的口服製劑,對我而言並不是難事。意外得到了這樣的靈感之後,我開始積極研製「藥草訊息」,並且計畫未來幾年內,陸續擷取數十種至上百種藥草精華,和花精雙趨並列。

傳統中藥草的製作與使用方式,早已行之有年,若要讓一般人改以使用訊息能量,勢必要先建立對訊息能量良好正確的觀念。因此首先,讓我們從藥草訊息這項研製技術的啟發性開始談起。

最自然、無副作用的療癒方式

中醫與藥草學象徵中國歷史上,一條永無止境蓬勃發

展的文明長河，數千年來無數偉大的醫藥學者，投入畢生精力研究的結果，這項國粹早已因奧妙神準的效果而綿延享譽國際。至今中外學者仍舊前仆後繼地，投入於中國傳統醫藥與藥草的發展，期望能夠讓古人的智慧結晶發揚光大，以利益人群。

中藥草的研製技術，可以說是正式邁入跨世紀的革命旅程——進入訊息醫學能量製劑的時代了！

如我在本書一開始所強調的，訊息能量的優勢在於：它不含任何化學分子或實質成分，而人體本身就是能量的組合，因此訊息可說是最自然、直接的療癒媒介；訊息不需要經由腸胃道消化吸收，它能夠迅速進入人體內分泌系統，以共振原理，在極短的時間內，發揮效果。

運用這套訊息取製技術，不但可以克服傳統藥草煎煮熬製、耗時費力，卻又無法避免製作過程能量耗損的缺點，而且能夠直接取得活生生的藥草訊息。我在擷取藥草訊息時，同樣必須透過植株，連結「宇宙藥草能量場」源源不絕的能量，持續和宇宙能量場緊密連結，確保藥草訊息保有精準完整的品質。

「不傷害花草植物」仍舊是我堅持的原則。在製作藥草訊息能量時，我只透過藥草為媒介，取得療癒的精神能量，擷取完成後，植物的生命力仍舊能夠延續下去。這項技術免除了大量摘植藥草，所衍生的農藥、化學肥料等汙染和生態失衡問題，以及藥草萃取過程不可避免的空氣、水源污染，可以維護地球的生態環境。

善用訊息能量特有的全息、複製性質，我再以專業的稀釋與震盪技術，將藥草能量活化、倍數提升，「藥草

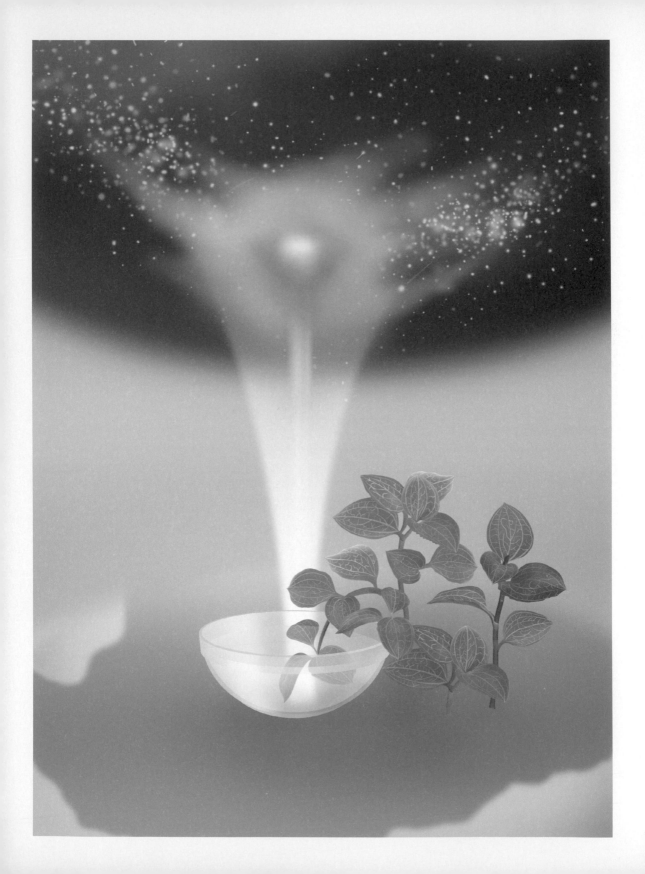

訊息」甚至比藥草本身更為活躍、靈巧、細緻且精準，更能精準的共振失衡的身心，先調理心理與情緒的壓力，使全身氣血活絡，進而轉化生理的疾病訊息，調理人體能量，刺激自體免疫系統的運作功能。

例如，已有肝功能障礙的人，容易躁怒，因此「薊草訊息」會緩和人的情緒壓力，先讓全身氣脈放鬆舒緩，接著進入肝臟系統，轉化淨除肝臟疾病的訊息。素以調理高血壓聞名的台灣金線蓮，其訊息會先鬆坦心輪能量，同時調整生理機能，達到身心能量最徹底的平衡協調。

總合以上的說明，「藥草訊息」具有以下的鮮明特色：

●尊重自然，尊重生命，與宇宙萬物和諧共存，以「不傷害花草植物」為原則，研發各種自然的療癒能量，提升人類整體生命素質。

●獨特的宇宙訊息能量擷取、轉化技術，完整保存藥草的生命能量，以特殊的稀釋與震盪技術，將訊息能量活化、倍數提升，能精準地共振與調理生理機能，發揮徹底的平衡療癒效果！

●完整擷取植物的生命智慧與能量，因此訊息具有靈活作用的特質，會在各各相異的人體內，細緻靈巧的調整失衡的心理能量，使全身氣脈活絡，同步轉化生理病症，達到身心能量最徹底的平衡協調。有腸胃吸收問題、年幼的小孩、生病無法進食者，也可以安心使用。

●訊息能量具有全息、複製、轉化、調動性質，無須耗損大量藥材，降低對自然生態的危害。

（左頁圖）擷取藥草訊息時，要將宇宙藥草能量場的訊息導引至淨水中

治療師的臨床經驗

艾草是一般人都耳熟能詳的傳統藥草，應用範圍很廣，舉凡驅邪保健、健胃整腸、行氣活血、溫經通絡，對於婦女經痛也有不錯的效果。許多婦女都有下焦虛寒的問題，導致分泌物異常、經痛、經期不順。艾草訊息往往可以達到迅速的平衡調理效果。

由於藥草訊息不僅擷取植物本身的能量，包括植物與自然的互動、與宇宙天地呼應的磁場，都被保存在訊息當中，我發現艾草訊息純陽的能量，不但可以瞬間強化人體能量場，免於受外在不正之氣的干擾，而且可以平撫慌亂焦躁的心情。

國內一家知名的自然醫學診所，以能量檢測儀器測試艾草訊息。院方找來一位癌症患者，針對診所內各種健康食品檢測，效果都不彰，取用一瓶艾草訊息來檢測，患者的整個能量場當場就平衡了！他們再找一個自閉症患者來檢測，發現艾草訊息可以平衡患者的神經系統！院方再取用單次使用的量（滴管四滴）來做檢測，同樣能達到平衡。衷心期待能有更多相關的公益團體、專業機構，共同參與我們的研究計畫，讓藥草訊息能夠建立更多元寬廣的資訊與發展。

「蒔茶葉訊息」是從一棵老樹的葉部取得的能量，最顯著的是消除疲勞的特性，有助於排除肝膽毒素訊息。

「蒔茶葉」沒有咖啡因的成分，純粹是健康調理的訊息能量，先緩和心理情緒失衡的波頻，活化全身的氣血，同時進入各器官機能，調整生理失衡的頻率，由內而外提升人的能量。

以往，只要帶女兒出門，回家後，她就會哭個不停，到陌生的地方也很難安靜，晚上也常原因不明地哭鬧，一個晚上翻來覆去，直到天明方休。加上她又常生病，出生第四個月就住了一個星期病院，時常感冒，且容易併發其他病症，同時，肚子鼓得像西瓜，往往一個星期就要急診兩、三次。有時我下班回家，就得馬上帶她到醫院掛急診或收驚，弄到十二點，她也不見得睡得好。後來，只要她一看到兒童急診室的門就開始大哭。

為了她，我真是找遍了方法，想辦法幫她平穩下來。什麼都試過了，醫生開的藥也都差不多，家裡的藥也已成堆，不過，她通常還沒吃完就又去急診。她開始使用艾草訊息後，很神奇耶，只在出門前給她喝二滴，晚上她居然就不再哭鬧了，狀況真是穩定很多。

我本身是醫護人員，也知道常服用藥物對身體不見得是好事，所以一直努力在找方法幫助我的女兒。艾草訊息很天然，使用後，女兒真的好很多。

從事業務工作，我的客戶群多數在新竹，時常要往返台北和業務區域。以前我的精神不好，開車到新竹的路途中，必須找個地方小睡一下，才有精神開完全程，有時候硬撐不休息，就會在車上打瞌睡，現在想起來真是滿危險的。而且可能是精神不好，回到家脾氣就容易發作，對妻子小孩變得很沒有耐性。我接受建議，使用蒔茶葉訊息。

我覺得很有效耶！最明顯的是，每逢出差往返，我都可以保持精神開完全程，很清醒的完成業務工作，而且回到家，也不再累得癱在沙發上，不再像以前一樣，動不動就對太太、女兒生氣了。

「金線蓮訊息」才剛研發，就受到很多人的關注，主要是因為國內外許多研究機構都證實，台灣原生種的金線蓮，具有優異的療癒效果。包括榮民總醫院以台灣金線蓮為臨床研究，對照射鈷60患者使用，明顯可減低患者的痛苦。日本山田博士於國際癌症管制會議中報告，台灣金線蓮含有抗菌體，能防止菌細胞之繁殖及抗癌作用，且對肺部細胞有強化及抗菌效果，並具有強大

俗稱藥王的台灣原生種金線蓮

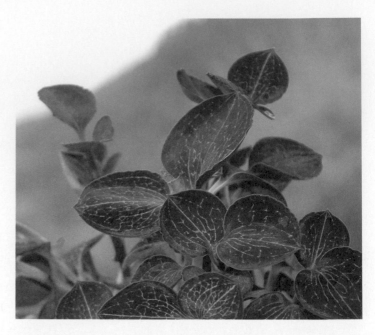

的細胞再生能力，可強化體質，增強精力，且促進兒童生長發育。

根據我們對藥草訊息的解析，金線蓮訊息可以共振心輪的能量，紓解長期積鬱的情緒，使全身的氣脈暢通，能有效平衡高血壓、癌症、糖尿病等產生的失衡訊息，它維持免疫系統功能，對於平衡感冒訊息也有奇效。最近有一位罹患大腸癌的個案，因為腸胃蠕動異常，導致糞便積聚在體內，必須住院治療。在治療的過程中，他無法進食，也不能喝大量的水。剛好金線蓮訊息非常適合癌症患者的能量調理，而且訊息是直接由口腔進入內分泌腺體，共振身體能量場，不像一般飲食，必須經過腸胃道消化吸收，於是「金線蓮」反而成為他可以安心持續使用的滋養劑。不到一個月的時間，他出院了，飆高的血壓回穩，氣色由蒼白虛弱，需要旁人攙扶，到紅

潤有元氣，高高興興回家。

　　人體分析到最微小的組成分子，是「能量」，是
「光」。因此，訊息能量對人體而言，是最天然、直接的
一種療癒媒介。它能夠以最快的速度，深入細胞最微小
的分子，進行能量的轉化，對於人類、動植物，都是最
完美的。

　　現代人強調健康，強調食用「有機」，不要化學肥
料、農藥的污染，水源、土壤潔淨。藥草訊息卻全然不
需考量到這些，因為它連物質的成分都不需要了。正因
為訊息能量的獨特性，有機業者對藥草訊息產生了高度
的興趣。這是新時代最值得深入研究的健康養生之道！

晨曦中甦醒的銀杏，承接朝露的
滋潤與溫暖的天光

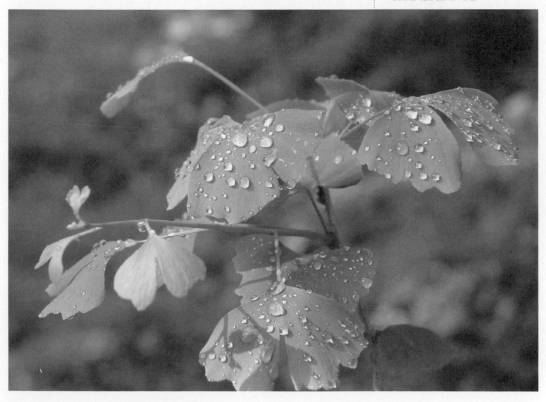

藥草訊息一覽表

由於篇幅有限，在此我僅列出我所研究的各種藥草訊息的特性與適用對象，供各位參考。傳統藥典對各種藥草早已有詳盡的介紹，有興趣的讀者可以進一步找來研究。

金線蓮訊息
Taiwan anoectochilus

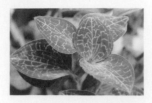

特性：有「藥王」之稱。先鬆坦心輪能量，同時調整生理機能，達到身心能量最徹底的平衡協調。

適用對象：●高血壓患者或高危險群。●糖尿病患者或高危險群。●癌症高危險群。●調理肝功能障礙。●心肺功能障礙者。●身體保健強身。●感冒。

銀杏訊息
Ginkgo

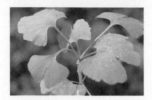

特性：可以促進氧氣流入腦內，舒展全身肌肉。滋養腦部細胞。老年人腦部機能保養。

適用對象：●需要補充腦力者。●肌肉緊繃者。●血液循環不良者。●記憶力衰弱，或無法集中注意力者。●中老年人保健。

車前草訊息
Dooryard weed

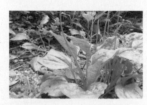

特性：入腎經，兼入肝、小腸二經，行水洩熱。

適用對象：●風熱頭痛者。●咳嗽、咳痰者。●下焦虛寒，容易脹氣、頻尿者。●腎臟、膀胱發炎、結石，攝護腺肥大症者。●熱痢腹瀉者。

鈍葉樟
（肉桂）訊息
Cinnamon

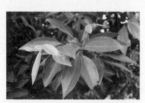

特性：肉桂具有純陽氣厚的能量，使命門火旺，調理食慾不振、疲勞無力、虛脫，強化免疫系統，性功能保健。

適用對象：●容易有腹痛、腹瀉問題者。●體質虛冷者。●風濕痠痛者。●保養性功能者。●提升免疫系統功能。

艾草訊息
Wormwood

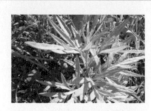

特性：通達十二經絡；瞬間強化人體的氣場，不受濁氣或病氣的干擾；去病氣，將內臟所殘留的毒素訊息轉化排出；驅邪保健，健胃整腸、行氣活血、溫經通絡。

適用對象：●容易受驚、不易入睡，或睡不安穩的嬰幼兒或大人。●對氣場敏感，容易受外在訊息干擾的人。●醫療人士、美容、按摩業者，以及其他因工作或探病、奔喪需要而出入特殊場合者。●胃口不好，腸胃弱，容易胃痛、拉肚子或便祕的大人或小孩。●出差、遠行、出國旅遊，容易水土不服的人。●有經痛、經期異常或更年期障礙的人。●子宮虛寒，分泌物多者。●生病後清除病氣訊息的人。●血液循環不良、手腳冰冷的人。（孕婦應暫時避免使用）

蒔茶葉訊息
Wild tea

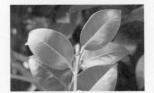

特性：●刺激肝膽系統，恢復排除體內毒素正常功能。●調節內分泌系統，恢復甲狀腺機能。●活化心臟循環系統的功能。●調理腎臟機能，增進全身新陳代謝的正常運作能力。

適用對象：●肝膽排毒及腸胃消化吸收能力較弱者。●甲狀腺機能障礙，內分泌系統失調者。●心臟或腎臟系統循環不良，形成新陳代謝機能問題者。●活動力衰弱的老年人或病弱者。●容易倦怠疲勞者。

迷迭香訊息
Rosemary

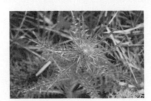

特性：幫助維持女性經期與經血量正常。平衡膽汁分泌功能，提升食慾。刺激血液循環，使血管擴張。緩和神經緊張。

適用對象：●有頭痛問題者。●有經期不穩定、更年期問題者（懷孕期間避免使用）。●緩和神經緊張，促進血液循環。

薊草訊息
Thistle

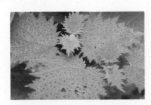

特性：緩和人的躁怒情緒壓力，先讓全身氣脈放鬆舒緩，接著進入肝臟系統，轉化淨除肝臟負面訊息。有助消化，提升肝、膽、脾之機能，促進肝細胞組織活化再生，維持正常排毒功能，恢復膽汁分泌功能。

適用對象：●肝炎、肝硬化者。●長期過度疲勞、睡眠不足者。●腸胃機能較弱者。

蕁麻訊息
Stinging nettle

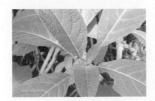

特性：蕁麻訊息為純粹的能量，不含藥草的實質成分，完全免除生物成分的毒性問題，卻同時保存了藥草完整的能量。是清火解熱，保養肝臟和皮膚最好的能量。

適用對象：●容易產生過敏症狀者。●容易有膀胱炎、尿道發炎者。●前列腺腫大症者。

曼陀羅訊息
Thorn apple

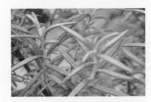

特性：曼陀羅全株有毒，但曼陀羅葉訊息因為沒有實質成分，同樣也免除了毒性的問題。純正的訊息能量，能保養呼吸系統。

適用對象：●氣喘高危險群。●有煙癮、咖啡因癮的人。●慢性支氣管炎患者，感冒咳嗽者。●神經痛、痛風患者。●傷口腫痛發炎者。●疝氣患者。

訊息排毒
的魅力

傳統的排毒、解毒，是採用物理方式，吃進解毒物質，把腹內、血液裡的某些有毒成分排出體外，或者用以毒攻毒的方式，來解除體內毒素。但是這樣的效果有限，頂多只能把部分物質成分排掉。身體裡真正會影響健康，也最難以排解的，是一些已化為能量的有毒訊息。這些有毒訊息沒有質量，就像飄浮在空中的氣球一樣，難以抓取，唯一的方式，是透過訊息波共振來轉化它。

體察大自然微妙的平衡機制，有毒的動植物雖然乍看對人類或任何生物都很危險，但若非它們吸收有毒訊息的獨特機能，其他生物，包含我們人類在內，早就因為宇宙間的致命毒素而無法存活了。這些有毒動植物，吸收了致命的毒素，為何不會死去呢？因為他們也同時銜接了宇宙的解毒訊息場，有毒與解毒的波頻如同陰陽能量，剛好形成平衡。

訊息排毒是我獨創的排毒方式，為了讓各位深入瞭解箇中原理，就讓我先從基本面開始談起。

宇宙裡充滿了各式各樣的訊息，這些「訊息」就如同發射器一樣，不斷地傳送波頻與大自然界相互作用。地球上的植物與動物擁有殊異的生理結構，就如同各式接收器一樣，不同的生理結構接收的是不同的訊息場，例如植物中的夾竹桃、箭毒木、天南星、大麻、紅仔珠、毒菇等等都是含有毒性的植物，它們利用特有的生理結構吸收了宇宙場裡各種有「毒」訊息，再內化成自我的防衛系統以利自己生存；反之，甘草、玄參、益母草、蒼耳子、木香、荊芥、柴胡、金銀花、白頭翁、金線蓮

等，這些植物所吸收的訊息則恰好與有毒植物相反，它們具有清涼解毒的功效，能化解毒素。

　　動物亦同，毒蛇、蜈蚣、毒蜂、蜘蛛、蠍子等等，這些動物吸收了大宇宙場裡各種不同的有毒訊息，再內化成為自我的防衛系統，以抵禦敵人的攻擊；然而大部分的動、植物則是接收非毒性的訊息。這種吸收正、負陰陽平衡的訊息能量並加以利用的能力，是大自然界給予我們最珍貴的智慧禮物。

為什麼要以訊息排毒（體內毒素）

　　人類所吃進的食物（質量）經消化後轉化成能量和訊息，「能量」消耗完了，「訊息」卻記錄在細胞中難以排除。以質量（化學性）的傳統方式排毒，其效果有限，因為殘留在細胞內的毒素大多是訊息。如家禽、家畜在養成過程中被餵以生長激素，施打抗生素，再加上被宰殺時的痛苦所滋生的毒素；負面情緒如憂鬱、焦慮、憤怒等所產生的毒素；或中西藥品的化學毒素等。這些毒素都會以「訊息」的方式殘存於人體組織中。至於空氣、水質污染，蔬菜水果殘留的農藥等這些紊亂的訊息，則會使頭腦渾沌、皮膚過敏、免疫系統降低，使人容易生病、感冒，產生內分泌系統失調等身體病症。神經系統受到毒素訊息的干擾，則會出現睡眠障礙、神經緊張、情緒緊繃。毒素訊息作用嚴重時，可能導致慢性疾病或癌症。這些「有毒訊息」是我們最容易忽略的，因為毒素殘留的訊息不易被感覺到，但它卻是導致雜病叢生的根本原因。

「訊息排毒」不含任何化學物質，這種擷取方式的原理就像陰陽能量轉化一樣，陽至化陰、至陰化陽，由陰陽轉化間取得所需的訊息能量。它並非應用歐洲自然醫學「同類療法」的原理，以動植物體內所含的實質毒性來達到「以毒攻毒」的療效，也不是利用化學藥性，以清涼解毒的作用或化學性變化的原理作用來排毒；而是運用訊息能量波頻，進入人體的能量系統，透過共振、轉化，使累積於人體內的毒素經淨化後排出體外，同時提升自身的免疫系統作戰能力，使細胞活化，喚醒自我的療癒能力。

舉兩個實例來說明：

虎頭蜂訊息：細胞深層淨化

自古我們常用虎頭蜂泡酒喝，以驅寒毒，促進身體的排毒功能。然而虎頭蜂的訊息卻不需要採用傳統這種以毒攻毒的方式，只要透過訊息共振原理，就能進入細胞中轉化毒素訊息再排出體外，達到徹底的淨化效果。

虎頭蜂訊息有助於排除深層的寒氣與毒素訊息

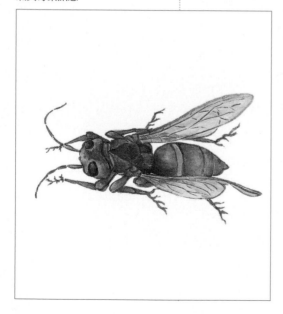

虎頭蜂的訊息行走於中脈兩側的腺體與全身的淋巴、神經系統、經絡，進入肝經與腎經，以及生殖腺體，並且全身的細胞都在清除的振動之中，不斷地將人體的濁氣轉化後向外排除，有個案形容濁氣轉化透過皮膚排出的感覺，就好像「蒸包子」一樣！對於時常受到風寒

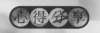

　　我的小兒子就讀於幼稚園，師資、設備一流，唯一讓我擔心的是，教室採密閉式空調。就讀這所幼稚園，兒子班上共有二十幾位同學，幾乎每一個小朋友都在輪流吃藥。

　　我一向崇尚自然的方式，平時的小病痛，盡量不吃藥打針。對於兒子的上學環境，我只好用最自然的方式來因應：平日多給他使用艾草訊息，因為艾草是純陽的能量，可以彌補教室缺乏的陽光、空氣又不對流的情形，它讓我的兒子比較能保持體力。兒子面對學習新事物、結交新朋友的壓力，則用花精來平衡情緒。此外，我定時給他使用虎頭蜂排毒，以增強他對病毒的抵抗能力。

　　還記得腸病毒流行時，兒子最要好的兩位朋友都感染了，只有他完全沒事。整整一年當中，記得他只感冒發燒過一次，經過一天一夜就好了。我還是沒讓他吃西藥、打針，除了虎頭蜂、艾草之外，有時我手邊的金線蓮，也會拿來幫助他加強抵抗力。他的體力一直是很好，不用我過度操心喔。

　　現在我們全家人都把虎頭蜂當作是預防各種病毒的祕密武器，不只是喝，還自己發明了噴、塗、抹等各種方式。

　　因為青春痘冒個不停，我用虎頭蜂來排毒三個月。一開始沒有太大的感覺，只是因為長期睡眠不足，這時會很想睡，但一個月之後，我開始有好轉反應：咳嗽，尤其在半夜最嚴重，白天好像比較好一點。我想起以前感冒，咳嗽問題超嚴重，虎頭蜂可能整理到這些病毒訊息了。我還注意到尿比較黃、排出黑稠的糞便，還有月經開始兩天顏色很黑，腳踝幾年前車禍扭傷的地方又開始痛了起來。這些反應看起來很嚴重，可是都沒有影響我的精神，我還是正常工作、玩樂、休息。問過之後我才知道，這都是排毒的現象，所以我就繼續放心用。

　　以前月經過後下巴總是會長大大的痘子，要到下次月經來前才會消掉，排毒以後就完全沒有了。還有鼻子、眼睛過敏、蕁麻疹，常感冒，都不見了。我還發現，經過三個月的排毒以後，有種身輕如燕的感覺。我現在比較敏感，有些東西我不能吃、吃了也不健康，我自動就不去吃，不用再天人交戰了。

或感冒的人，寒毒入骨造成筋骨痠痛的人，預備進行深層排毒的人，甚至不適合熱補的坐月子媽媽，虎頭蜂的訊息可以達到最迅速徹底的效果。

我在臨床上使用虎頭蜂的訊息時，發現大部分的個案都會產生明顯的好轉反應，為了避免氣喘或心臟病等重症患者因為不瞭解而產生恐慌，或者幼小孩子不善於表達感覺，造成父母的擔憂，建議這些對象先避免使用。一般人則最好經醫生同意後再使用。

蜈蚣訊息：轉化化學毒素訊息

蜈蚣是傳統中藥之一，根據《中國醫藥大辭典》記載，蜈蚣的藥性能快速行竄全身，內至臟腑，外通經絡，凡是氣血凝聚之處，都能開散活絡。

傳統中醫以蜈蚣藥方來抑制癌細胞與腫瘤，治療中風、痛風、結核病、破傷風、百日咳、淋巴腺炎、燒燙傷等。它能入肝經，降肝火，解化學毒素、治療瘡瘍腫痛，緩和痙攣、癲癇、眩暈症狀，藥效迅速而廣泛。

蜈蚣有百足，爬行於土地上，天生具有吸收有毒訊息及解毒訊息的能力，透過蜈蚣，擷取其銜接的有毒與解毒訊息場能量，將訊息轉化之後，轉存於徹底淨化過的純水中，就可以把蜈蚣的訊息保存下來。協助人體轉化毒素訊息，排除骨縫、關節處累積的酸性毒。

蜈蚣的訊息善於轉化人體內所累積的酸性毒與化學毒素訊息。當人攝取過多酸性的食物，如肉類，罐頭、醃製品，速食麵、糖果、糕餅、飲料等加工食品，以及各種含有農藥、防腐劑、人工色素等化學物質的食品及用

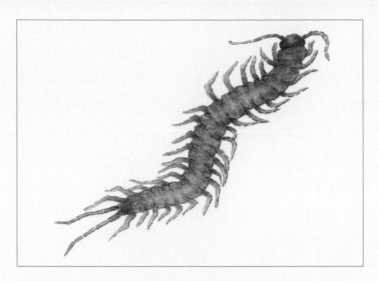

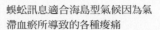

蜈蚣訊息適合海島型氣候因為氣滯血瘀所導致的各種痠痛

品，毒素不知不覺中會囤積在肌肉與骨縫之間，造成肌肉酸質代謝不良，筋骨關節痠痛，肌肉淋巴瘤，痛風、風濕、類風濕等。毒素影響肝膽腎等臟腑及內分泌系統的正常運作機能，導致青春痘、肥胖、過敏、香港腳、皮膚病各種疑難雜症也接踵而至。

　　現代生活飲食習慣免不了大魚大肉，我們在日常生活中也常使用各種速食、加工食品，體內不知已積存了多少酸性毒與化學毒素訊息，深深影響著我們的健康。蜈蚣的訊息不但能深入人體，轉化毒素訊息之後再加以排除，對人體完全沒有負擔或任何副作用。除此之外，我發現蜈蚣的訊息還能活絡全身的氣血，協助腦波正常放電，重整腦部訊息，能有效對治各種文明慢性病。

宇宙
訊息能量
的發展

浩 瀚的宇宙擁有取之不竭、用之不盡能量，如何將這些訊息波加以轉化，成為療癒身心的能量，是我積極研究的方向。宇宙訊息具有多樣不同的面貌，轉化之後，各有其療癒的特色與層次。它們共通的特點是：同時針對生理、心理、靈性層面，進行深入淺出的能量調整，著重生命內在核心的覺醒，由內而外進行整個生命體的重建工程，而不再只是傳統「對症下藥」的片面措施。

以下所列舉的這些療癒訊息能量，都是我已經研發成功的，在此僅簡單說明之。

光波訊息：讓身體機能重新啟動

人體需要接收各種有利身心的光譜，才能合成必需的元素。但許多人因為身心失衡，經脈閉鎖，或者因為各種慾望、習性，而無法接收某些顏色光波，遇到這樣的情況，僅憑照射光波或眼睛長期注視特定顏色，效果比較間接。我擷取宇宙光源，把各色系宇宙能量光波保存在水中，製作成滴劑直接使用，當訊息進入能量中樞與腺體，透過能量波共振傳導，可以使經脈舒展活躍，各部位機能重新啟動。如此一來，身體就會自主平衡運作，吸收必需的微量元素。

我把不同宇宙能量光波和花精結合，成為複方花精，臨床上多應用在重度憂鬱、躁鬱、癲癇患者身上，效果非常顯著。由於這些個案的病症已經嚴重影響生理，我先以這類複方花精緩解心身症狀，活絡全身氣脈，讓身體回復正常機制，能夠自動合成必需的元素。經過一段療程之後，再改以單方花精來提升他們的意識清明度，

激發自覺與自癒的能量，讓他們懂得面對自己，真正為自己的生命負起責任。

我擷取宇宙能量光波，運用不同頻譜的光波特性，共振特定脈輪，由內而外徹底平衡人體能量系統，再加上花精活躍淨化身心的特性，結合而為兼具淨化脈輪、心靈覺醒，與活化細胞、美容養顏的訊息能量。例如我把特定光波訊息和花精調和，讓它成為能淨化眉心脈輪能量，安定神魂，並且注意力集中，直覺與智慧提升，有助靜心修持的美妝水。我的想法是，把保養肌膚的美妝水和訊息能量結合，研製出能夠共振身心整體平衡系統的訊息不僅美容養顏，也同時淨化心靈。

訊息活化水：身體潔淨、心靈甦醒

人體有70%是由水組成的。純淨的水能活化細胞，提升心靈的能量。

水從宇宙間來到地球，原始結構本來潔淨無染。然而亙古以來水便穿梭於山河人地之間，在地球上的年歲比起任何生命都更為久遠，而它擅長記錄訊息，就算汲取深山泉源最乾淨的水來分析，其中也飽含各式的訊息。這就好比人最核心的內在是純淨無瑕的，但我們卻容易受到各種慾望的牽擾，而使心靈蒙塵。歸根究柢，水的原始結構和人心靈的本質是相應互通的，真正純淨的水，能激發我們內在的生命機制，協助淨化細胞的雜訊！

我運用宇宙水能量場的訊息來淨化水中的雜訊，還原水的原始結構，使水分子更細緻、活躍、純淨，而且不

再輕易受外在訊息的干擾。不需要添加任何微量元素或有機物質成分，口感就會變得甘美醇厚，對身體沒有負擔。更重要的是，沒有訊息干擾、結構還原至本然純淨狀態的水，能與我們的心靈相應共振，長保純淨清晰，並且提升心靈的能量。

海洋系列：細胞瞬間充電

海洋中的貝類、珍珠、珊瑚等物質，也適合研發製作成療癒的訊息。我擷取黑珍珠的訊息，發現其中的微量元素訊息，對人體有奇妙的效果。

微量元素是維持人體組織運作的必需物質，它們是消化功能、新陳代謝、免疫力、細胞神經傳導等重要的媒介，然而攝取應適量，不足會影響身體機能，過量則可能導致微量元素中毒。我們攝取的食物中已富含人體所需元素，而黑珍珠的微量元素訊息能夠共振、活化體內這些「細胞工程師」，讓組織系統彷彿瞬間充電般，產生高效率的連結與運行能力。而且訊息完全不含化學分子，沒有過量攝取導致中毒的疑慮，我們可以安心使用。

黑珍珠是海洋底火山元素涵養的結晶，水與火交融焠鍊而成的珍貴微量元素。黑珍珠訊息擁有宇宙的水元素，如地火般強穩的熱力，貼近地心，散發大地之母的沉穩振動。強大的能量使人穩定，扎實推進的振動波，在細胞間形成一股低頻的動能，使細胞活化，彼此的頻率平衡相容，神經系統、生理組織架構更為協調完美，身心穩定。

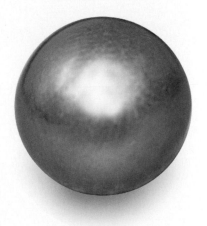

海洋的寶貝「黑珍珠」

黑珍珠訊息修復與整理身體電磁場，使之更為協調，身心靈和諧一致，意識也變得無比清明與覺知，而不易受外在環境或疾病干擾。它喚醒身體與大地之母的牽繫，使人和地球連結得更好，宛如重新回到母親的懷抱，感覺和地球相容一體。有助於身心靈連結，以及心靈修持與提升。

花精能量與美容保養

花精具有活化細胞的特性，可以和各種物質結合，製成醒膚水、身體乳液、泡澡系列，花精訊息能促進細胞再生能力，使囤積於臉部毛孔的阻塞物排出，讓肌膚還原再生，永保青春活力。

淨化、能量化的食品（如能量醋、能量酵素）、空間淨化系列、薰香系列、星月訊息能量、訊息能量卡片等等。這些訊息能量都已有了具體的研究成果。

我衷心的願望是，為人類智慧的覺醒與發展，提供一條更整全、完善的途徑。任何能量的擷取與運用，都必須遵守一項原則——尊重萬物、尊重自然，不傷害花草植物的平等心，如此才能將自然界最純正寬廣的能量，完整保存下來，製作出鮮活的療癒訊息——這其中包含了天地宇宙大能的奧妙。

透過這些療癒的訊息能量，我們重新與天地自然、宇宙連結，獲得心靈覺醒、提升與進化的能量。一場內在小宇宙的尋根之旅，就此展開。我深信，唯有透過這讓人心覺醒的根本方式，我們才能回歸本我，回歸宇宙的大秩序，共同創造出和諧共生的美好世界。

願景——
看見地球上
的天堂，
自然能量山

期待花精能讓人找回真誠的喜悅與感動，在與大自然的深度互動之中，體認到天地萬物本為一體，尤其是花精靈們對我們無私的愛與奉獻。我們都來自宇宙大愛中，生長在這個地球星體上，應有一顆「愛護地球、回饋宇宙」的愛心。

我希望不僅在花精的領域裡，繼續為花朵傳遞訊息，造福更多的人；更能如願早日發展出完整的訊息醫學產品，讓地球村的子民藉由訊息能量而療癒身心與提升靈性，尋得宇宙和諧共生之道。

凝聚宇宙純淨能量的金字塔

二十一世紀是自然醫學、訊息醫學的世紀。訊息能量醫學的真義在以大自然的能量幫助人重新發現自己的本我，能活在豐富的自然人生及宇宙大愛的精神之中。我的心願是建立一座「自然能量山」，和宇宙本源和諧開闊的磁場連結，整座山就是一個凝聚宇宙純淨本源能量的金字塔，散布著喜悅、健康正面的能量訊息，讓人在大自然的懷抱當中，體透「真實的存在」的意義，得到身心靈徹底的療癒與甦醒。

自然能量山中連結了來自宇宙本源的活力磁場，這是一座與自然相生相息，和宇宙韻律一致，隨順四季遞移而生生不息的純美空間。有適合靜悟禪定的大自然淨化磁場，能交流分享的心靈關懷角落，與自然環境融為一體的田園流水，花木扶疏，大樹成蔭，花朵繽紛綻放，蟲鳥齊聲鳴唱。花精仍持續在心靈交流空間傳遞著宇宙大愛的訊息，更多質純精良的宇宙訊息能量，為我們帶

來高度和諧健康的人生。這裡是大人、小孩可以共同遊憩的心靈歸處，親子共同成長在自然環境中，陶冶一份純真與良善的愛。

回歸宇宙本源「愛」的懷抱

進入自然能量山中，就能感受到與外界截然不同的氛圍，享受沉穩、靜謐、豐富心靈能量的氣場。在這裡訊息能量是互通無礙、相互支持的。花草樹木、蟲魚鳥獸、礦物奇石、山岳大川、海洋辰星等天地間最自然無瑕的訊息能量，可以活絡人的身體機能，撫慰心靈的創痕，提升意識的覺醒層次，讓人回歸真正自我的本質，活得自在、健康、開懷。在這裡，人們可以尋得最天然無副作用，且適合自己的身心靈自然療方，與志趣相投的同伴好友相互提攜成長，深入挖掘寬廣無涯的豐富心靈寶藏！

自然能量山和人類的文明生活接軌，引領人們回歸大自然的懷抱，重新與天地連結，尋回和宇宙自然相依共存互敬互愛之道。這是一處讓人洗滌塵囂、徹底放鬆的活力泉源；是人們療癒文明創傷，回歸平衡健康狀態的天然能量空間；是我們尋得人生終極歸依，使靈性豐足飽滿的心靈桃花源。

讓我們一起努力，共同期待這地球上的美妙天堂誕生！

附錄 1

花語檢測表

1. 請勾選「適用對象」欄位，在符合的方框內打勾（可複選）。再閱讀「花精能量特質」，選定您最需要的花精。避免由花的外型或花名判斷療癒的能量大小。

2. 勇敢面對當前的情緒，以直覺快速勾選最需要解決的情緒問題。耐心填完這份表格，您會瞭解自己的情緒現況。

3. 第 247 頁列出各項編號所代表的花精。

編號：FA01
適用對象：
☐ 想打開心胸，原諒別人，釋放過去的不愉快記憶。
☐ 想深入探究生命靈性方向。
☐ 重視心靈成長，而忽略現實生活。
花精能量特質：淨化心輪的能量。貼近自己的靈魂，尋得人生的方向，放下不必要的執著。化解潛意識茫然迷失的焦慮、害怕。

編號：FA02
適用對象：
☐ 需要被愛滋潤。
☐ 失戀，或愛的很辛苦。
☐ 想要找到真愛。
☐ 需要勇往直前的熱情與行動力。
花精能量特質：懂得接受愛，也能自在的表達情感，在愛的得與失之間，都能平衡自我，愛得熱情、有品質。

編號：FA03
適用對象：
☐ 承受壓力的上班族、學生、家庭主婦、單親家長等。
☐ 頭腦不清晰。
☐ 有深深的憂傷。
花精能量特質：紓解生活壓力，活化腦細胞，開發潛能，提振工作效率。撫平緊張、恐懼，以及深層的悲傷與憂鬱。提神醒腦。

編號：FA04
適用對象：
☐ 缺乏自信心。
☐ 缺乏耐力。
☐ 渴望自由自在、放鬆。
☐ 容易驚嚇與哭鬧的嬰幼兒童。
花精能量特質：回歸孩童般的純真，找回自我與自信，欣賞自己，愛自己，安然自在的表達自我。找到屬於自己的自由。

編號：FA05
適用對象：
□害怕不被認同，而逃避現實。
□過度在意細節，無法放鬆。
□青春期身心失衡的孩子。
花精能量特質：走出象牙塔，讓緊繃的心變得溫暖又柔軟，與自性連結，讓身心有彈性。懂得分享，能踏實生活。

編號：FA06
適用對象：
□常有人際壓力。
□害怕人群。
□壓抑深層情緒。
□喜歡掌控環境（人）。
□領導力過強。
□缺乏溝通表達能力。
□想勇於表現自我。
花精能量特質：淨化喉輪，順暢的表達自我。化解內心的懊惱與人際的衝突，深層的不快樂與壓抑，拓展人際關係。

編號：FA07
適用對象：
□對死亡有恐懼。
□身受病痛、苦悶。
□需要長者沉穩的智慧。
□需要溫暖關懷。
□因親友病重或去世而產生情緒。
花精能量特質：熱情與喜悅，撫平對死亡的恐懼與無依感。回到初心，安然自在的表達自己，轉化自我僵化的模式。提升智慧與勇氣。

編號：FA08
適用對象：
□容易受到驚嚇或心慌。
□不易與人溝通。
□做事情比較一板一眼。
□生活忙亂，需要安定力量。
花精能量特質：柔軟安逸的能量，安定心神，緩和驚嚇，釋放長期壓抑的情緒。撫平緊張壓力，走出計劃與條理的框框，增加彈性與創意空間。

編號：FA09
適用對象：
□頭腦常「塞車、當機」。
□缺乏定力。
□容易閃神。
□課業繁重或工作繁忙。
□缺乏專注力與思考能力。
花精能量特質：深定、沉穩、扎實的心靈力量，如老僧入定。讓腦部清晰，視野寬闊，思考能力與專注力提升，紓解壓力，安定心神。

編號：FA10
適用對象：
□因心靈創傷而憂傷不安。
□失眠，腦神經衰弱。
□想充分展現自己的魅力。
花精能量特質：撫平過去的情感創傷，化解封閉、抑鬱、恐慌、焦躁、認知扭曲、沉湎於過去等負面情緒。讓人內外一致散發無窮的魅力。

編號：FA11
適用對象：
□身心、生活、工作、課業陷入一片混亂。
□失去主張。
□失去動力。
□容易被想法困住，而不敢行動。
花精能量特質：在混亂中理出頭緒，保持一顆平和穩定的心。平衡身心，穩定心神，打開心胸，以自信堅定的動力，邁步向前。

編號：FA12
適用對象：
□面臨人生抉擇。
□生活安逸，沒有目標。
□需要提升執行力、自律。
□個性過度敏感或不敏感。
花精能量特質：平衡纖細敏感或粗枝大葉的個性，提升對身心整體的覺察力，確立人生的方向，擁有積極的動力。

編號：FA13
適用對象：
□因沉重壓力，而身心能量大量耗損。
□氣血虛弱。
□因開刀、病弱或生產等，而體力極差。
花精能量特質：深遠的能量與動力，整合身心，開啟自我覺察力，以彈性、正向的心情來看待人事物，追尋生命的意義。

編號：FA14
適用對象：
□勞心勞力、過度付出，而忘了要對自己好。
□想要跳出生活的框框，活出自己。
花精能量特質：以柔軟和慈心接通心靈的管道，找回人生目標。愛自己，做自己，散發穩定、熱情與鬥志。

編號：FA15
適用對象：
□為了兼顧現實生活而犧牲自己。
□打拼事業，壓力沉重而心事重重。
□工作倦怠。
□外表強勢，內心空虛。
花精能量特質：清新沉靜的能量，紓解長期的沉重、無力感，讓心情舒緩，懂得適度休憩，轉化心境。

編號：FA16
適用對象：
□在激烈競爭壓力下，常武裝自己。
□因為過於軟弱，而常常被欺負。
□害怕衝突，而失去自我。
□陷入三角關係難以自拔。
花精能量特質：在身心形成防護的能量，進而修復創傷，使人謙虛、開闊、自信，懂得放寬心。給人充足的智慧與勇氣。

編號：FA17
適用對象：
□對生活長期有莫名的擔憂與壓力。
□常當「好好人」而忘記自己。
□需要付諸行動，實踐理想。
花精能量特質：紓解深層而不自覺的擔憂、壓力與無力感。緩和緊張，提升自信心，勇於承諾並積極改變。

編號：FA18
適用對象：
□壓抑內在情緒而顯得緊繃、悶悶不樂。
□有莫名其妙的憂傷。
□失眠。
花精能量特質：釋放莫名壓力與悲傷情緒，緩和雜亂的思緒，統合多變的行為特質，使人心胸寬大，與天地合一。

編號：FA19
適用對象：
□不知不覺就會有緊張壓力。
□容易因為挫折而退縮。
□想走出小我，擁有開闊的視野。
花精能量特質：撫平挫折感。讓感傷、退縮、害怕表達自己或與人接觸者，獲得溫暖與快樂，走出小我的格局。

編號：FA20
適用對象：
□容易嫉妒、討厭別人，或有恨意。
□凡事要求完美。
□想要改善人際關係，或提升自我察覺力。
□親子溝通有問題。
花精能量特質：轉化嫉妒、恨意、想傷人等情緒，撫平過度要求完美的心情。貼近心靈，願意開放，友善溫暖。

編號：FA21
適用對象：
□需要人生方向感。
□容易低估或高估自己能力。
□缺乏熱情動力，需要有積極的行動力。
花精能量特質：給人衝勁與力量，踏實的朝目標努力，掌握自己的能力充分發揮。撫平對未知的恐懼，勇於走出自己的路。

編號：FA22
適用對象：
□有深層的憂傷，緊繃不快樂。
□失去生命力與活力。
□產後憂鬱。

□經前症候群或經痛、經期不順。
花精能量特質：撫平深層的抑鬱與憂傷，重新燃起對生命的熱情。活化腦細胞，平衡臍輪。舒適安眠。

編號：FA23
適用對象：
□在意過多而無法放鬆。
□擔心因為年齡而失去吸引力。
□常有天馬行空的夢想，需要真正落實。
□愛面子。
花精能量特質：平衡虛華、外放，以及封閉、敏感等兩極態度。釋放執著、壓力與痛苦，打開心胸接受愛，溫柔、開闊與包容。

編號：FA24
適用對象：
□不想面對內心的憂傷。
□缺乏活力與耐力。
□面對生活，心有餘而力不足。
□容易賴床。
花精能量特質：溫暖人冷漠疲倦的心，補充身心能量。刺激生命活力，驅走僵硬與執著，使人心中有愛，懂得關懷與感恩。

編號：FA25
適用對象：
□想要走出過去陰影，活出人生積極意義。
□常有情緒起伏，而腦神經衰弱。
□心灰意冷。
花精能量特質：提振心情，安定心神，從挫折與艱苦的困境中，重新燃起熱情。深刻覺察自我，瞭解生命的意義與使命。

編號：FA26
適用對象：
□容易因陌生環境或人而緊張。
□生活壓力大，導致交感神經失調。
□緊張，常胃痛、腹瀉。
□面對考試、面試或重大挑戰。
花精能量特質：穩定面對陌生環境的緊張心慌，撫平過度緊繃的慌亂、焦躁，或過度急切想達成目標的心情。

編號：FA27
適用對象：
□缺乏未來方向感。
□需要立志與動力。
□需要沉穩、安定。
花精能量特質：開啟心靈的層次。調整被動消極、不敢怒不敢言的心情。勇往直前，堅定走向人生的目標。

編號：FA28
適用對象：
□害怕受傷，覺得自己很脆弱。
□容易嫉妒、不安。
□過度自我保護。
□感情受創而放不下心中的恨意。
花精能量特質：散放熱情，願意走出自我的藩籬。釋放壓力，活化細胞，使肌肉放鬆，心靈防衛機制鬆坦。

編號：FA29
適用對象：
□膽子小、心神不寧、容易受到驚嚇。
□心靈能量不穩定，悶悶不樂。
花精能量特質：深層的安定力量，修補身心能量氣場，撫平慌亂焦躁的心情，緩和神經緊繃與負面情緒，使之恢復平靜祥和。

編號：FA30
適用對象：
□需要扭轉負面複雜想法，擁有正向思考模式。
□容易疑心多慮。
□曾移民、留學、失婚或遭逢劇變，而神經過度緊繃。
花精能量特質：撫平環境、人事、教育…造成的負向影響，不再思慮複雜扭曲、過度退縮或誇大。身心放鬆，安逸而正直，謙恭自在，踏實安穩。

編號：FA31
適用對象：
□沒有安全感、有壓力、悶悶不樂。
□過於理性，比較感受不到心情變化。
□胸悶，呼吸不順。
□放不開，捨不得失去。
花精能量特質：紓解內心或外在環境所帶來的壓力與挫折。讓人打開心門，真正發自內心笑開來。開心之花。

編號：FA32
適用對象：
☐失去活力。
☐擔心皮膚老化、失去光澤。
☐需要保養生殖系統。
☐體力虛弱。
☐產後憂鬱。
☐更年期。
花精能量特質：生生不息的能量，活化細胞，調整經絡，撫平失衡情緒。平衡生殖輪、海底輪。提升體力與動力。美容養顏。

編號：FA33
適用對象：
☐十分焦慮、不安。
☐自我要求完美。
☐無法扭轉負面想法。
☐泌尿系統失調。
☐有躁鬱現象。
花精能量特質：平衡焦慮、灰暗、煩躁不安。使腦部清晰。進入深層的潛意識，掙脫束縛，自由自在。

編號：FA34
適用對象：
☐思想執著、煩惱不安。
☐過度擔憂。
☐需要原諒別人。
☐釋放過去不愉快的記憶。
花精能量特質：幫助悲觀的人變得樂觀積極，懂得寬恕、寬懷。清新自在、穩定自主，有助於靈性的提升。

編號：FA35
適用對象：
☐常神經緊繃、慌張不安、心思紛亂。
☐為家務、課業、工作多頭忙碌、操煩。
花精能量特質：輕鬆面對內外在紊亂的狀態，專注、投入、有行動力，消除緊張不安，改善睡眠的品質。

編號：FA36
適用對象：
☐缺乏自信及表達能力不佳。
☐價值觀念模糊。
花精能量特質：活化腦細胞，增進表達能力，接受、面對自己，提升自信。使身心敏銳，反應敏捷，思想清晰。安眠。

編號：FA37
適用對象：
☐缺乏關懷。
☐習慣靠自己，緊繃無法放鬆。
☐改善夫妻、親子間的關係。
☐害怕獨處。
花精能量特質：溫暖熱情細緻，提供柔性的安慰與關懷。讓人懂得付出、接受關懷，快樂、自在、放心。

編號：FA38
適用對象：
☐腦部昏亂，想得太多，腦筋轉不停。
☐時常陷入負面聯想，而影響心情。
花精能量特質：洗滌多慮、負面、複雜的思想，擁有寶石般的光明，提高自覺的靈敏度，能以赤子之心看待外在的世界。

編號：FA39
適用對象：
☐主觀強。
☐肩頸肌肉緊繃。
☐知道自己個性固執，卻無法改變。
☐個性強，行事衝動。
☐佔有慾。
花精能量特質：使心地柔軟，能以不同的角度來看待事物，接受新的觀念。舒緩心情緊張。讓身心清明自在。

編號：FA40
適用對象：
☐需要增加行動力，實踐理想。
☐容易在新環境迷失自己，需要建立原則。
☐更年期障礙。
花精能量特質：柔和、謙虛，舒緩紛亂的情緒與腦壓。消融不安畏縮的心理，有動力、有目標，踏實沉穩。

編號：FA41
適用對象：
□個性過於隨和，或沒有原則。
□過於緊張忍耐。
□失眠。
□提不起勁，失去動力。
花精能量特質：使人表裡一致，勇敢堅定的面對生活、面對自己的孤獨，以及內在的軟弱，隨順自在。

編號：FA42
適用對象：
□浮躁缺乏定力。
□常有強烈負面想法，而無法扭轉。
□心情起伏需要穩定。
□購物慾望停不下來。
□過度好動的孩子。
花精能量特質：穩定低頻的大樹能量，讓人擺脫埋怨不滿的情緒，打破執著的思考模式，重新以正面的態度來面對人生。

編號：FA43
適用對象：
□失去動力。
□工作、課業上感覺挫折、倦怠。
□找回內在的熱情。
花精能量特質：回歸內在初心，單純直接的表達自我。重新燃起對生命、生活的熱情與動力，不計較得失，平衡挫折感。

編號：FA44
適用對象：
□缺乏自信。
□內心害怕孤獨。
□過度理性而緊繃。
□需要獨當一面。
花精能量特質：頂天立地，自信獨立，有大將之風。擺脫僵化的思考與行為模式、疏離與孤獨感，改善人際關係，有彈性。

編號：FA45
適用對象：
□常常忍氣吞聲，敢怒不敢言。
□過於自我，無形中帶給別人壓力。
□無法適應環境。
花精能量特質：沉穩的能量，讓人有分寸與原則，不逆來順受、隨波逐流或過度彰顯自我。

花精編號對照：	
FA01 紅蓮花	FA23 大扶桑花
FA02 紅玫瑰	FA24 小向日葵
FA03 野薑花	FA25 梅花
FA04 咸豐草	FA26 台灣藍龍膽
FA05 霍香薊	FA27 玉山毛蓮花
FA06 非洲鳳仙花	FA28 高山薔薇
FA07 蒔茶花	FA29 玉山水苦藚
FA08 黃大里花	FA30 鵲豆花
FA09 商陸花	FA31 含笑花
FA10 紅牽牛花	FA32 香蕉花
FA11 葛花	FA33 台灣角桐草
FA12 紅花含羞草	FA34 台灣油點草
FA13 紅花大曼陀羅	FA35 落新婦
FA14 白花山芙蓉	FA36 蛇莓
FA15 藍色牽牛花	FA37 澤蘭
FA16 刺葉王蘭	FA38 盤花
FA17 黑眼花	FA39 狗尾草
FA18 紫色牽牛花	FA40 平地絲瓜花
FA19 南美蟛蜞菊	FA41 桂花
FA20 芒花	FA42 台灣紅楠
FA21 雞冠刺桐	FA43 幸運草
FA22 七層塔	FA44 台灣二葉松
	FA45 刺莓

提醒您：一次使用一瓶單方花精，把握 10 至 15 天的療癒黃金期，讓訊息深入共振情緒核心，達到徹底的平衡。勿自行稀釋花精，以免損害原有的訊息精準度。詳盡的花語資訊，請參考附錄二，或上網 http://fe-tw.com 查詢。

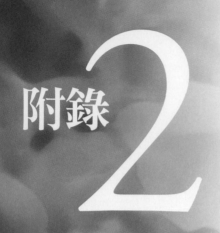

附錄 **2**

67 種台灣花精的花語特質

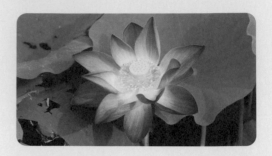

一股紅光之力隱沒內化，瞬間纖光閃現，釋放一朵繁茂之心花，讓身心柔軟安定，連結內外存在之力量。

正面特質：

太陽之子紅蓮花　光彩清晰如彩虹

結構完整似法輪　轉化心量容天地

對應行為 & 療癒成效：

紅蓮花使人能貼近自己的靈魂，發現真正的自己，尋得人生的方向，放下心中不必要的執著，懂得寬恕，放寬胸懷。她化解潛意識因茫然迷失所產生的焦慮、害怕與不知所措；讓人能自在融入於現實生活當中，活得踏實、開放、自在。

適合想打開心胸，原諒別人，釋放過去的不愉快記憶的人；想深入探究生命靈性方向的人；重視心靈成長，而忽略現實生活的人 。

負面情緒：

心輪失調　無法寬恕　焦慮害怕　驕傲自大

擔憂急躁　不知所措　心力不足　半途而廢

靈性未開　沈睡昏沉　心靈創傷　心門閉鎖

生理：

內分泌系統‧心臟‧血液系統‧肺臟

紅玫瑰花

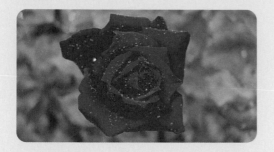

紅紅熱情堅定之光能，淨化腦海沉積的記憶，打開心靈灰暗的空間，走向光耀的世界。

正面特質：

聖潔愛情紅玫瑰　熱情美艷動人心
自尊自重展現愛　燦爛閃耀如星星

對應行為 & 療癒成效：

紅玫瑰花給人充足的愛，也讓人能夠自在、適切地表達愛。花精愛的滋潤，能讓人由內而外自然美麗起來。徹底撫平負面的情緒，化解壓抑、緊張、冷漠或不關心等狀況。讓人懷抱著更大的熱情，積極面對人生。懂得接受愛，也能自在的表達情感，在愛的得與失之間，都能平衡自我，愛得有品質、有分寸，不卑也不亢，人際關係也更為和諧。

適合需要被愛滋潤的人；失戀，或愛的很辛苦的人；想要找到真愛的人；需要勇往直前的熱情與行動力的人。

負面情緒：

焦躁不安　恐慌沮喪　自私嫉妒　擔心害怕
冷漠失望　自我保護　執迷愛情　情感創傷

生理：

內分泌系統‧神經系統
血液循環系統‧調理婦科

野薑花

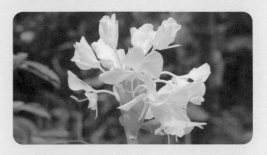

一點穿越深層透射的能量，帶來舒緩的安置力，環繞於身體形成保護場，安靜專注感知外在的存在。

正面特質：

淨白如雲野薑花　明亮光芒展自信
清香芬芳腦甦醒　親切博愛傾人心

對應行為 & 療癒成效：

如同蝴蝶一般飛舞，她能夠活化腦細胞，重整細胞神經元，讓頭腦清晰。她紓解壓力，撫平緊張、焦躁、恐懼，以及深層的悲傷與憂鬱，讓身心放鬆安詳。當花精喚起你內在的力量，讓你的生命力活起來時，你會體驗到她所帶來的舒服與依靠感，產生積極正面的抗壓能量。她可以開發你的潛能，讓你的生命視野變得不同。

適合承受壓力的上班族、學生、家庭主婦、主管階層、單親家長等；頭腦不清的人；有深層憂傷的人。

負面情緒：

工作壓力　心情沈重　功課壓力　抑鬱擔心
心情憂鬱　深層憂傷　恐懼恍惚　焦慮易怒
緊張害怕　缺乏自信　浮躁不安　緊張煩亂

生理：

肝臟系統‧脾胃系統‧腦部神經系統
活化全身細胞

咸豐草

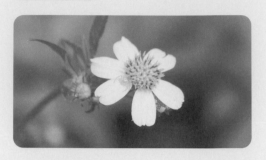

　　一股廣闊扎實的熱情之光，溫暖沉緩的包覆身體，環繞形成一個自由呼吸的空間，讓人昂首闊步散發自信之光。

正面特質：

花白飄逸咸豐草　　自由自在無束縛
柔軟隨和兼活力　　展現自我無怯容

對應行為 &　療癒成效：

　　咸豐草使人心胸開闊清靜，溫暖舒適。帶來安定的力量，讓人放鬆、有安全感。敢於冒險，不再畫地自限；勇於承擔必要的責任與壓力，而且相信自己可以做到。

　　她幫助人們回歸孩童般的純真，尋得嚮往已久的自由與自在，找回自我與自信，能夠欣賞自己愛自己，並且安然自在地表達自我。

　　適合缺乏自信心的人；缺乏耐力的人；渴望自由自在、放鬆的人；容易驚嚇與哭鬧的嬰幼兒童。

負面情緒：

難以表達　無法自在　韌性不足　沒有自信
焦慮退縮　缺乏耐性　擔憂害怕　心力不足

生理：

脾胃系統

霍香薊

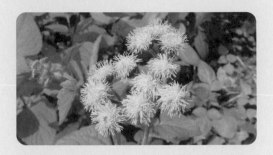

綻放雷射閃耀之光，淨除片面雜亂的思維，蘊含源源不絕的柔軟波動，進入身心呼吸和諧的律動。

正面特質：

霍香柔軟如棉花　溫暖清涼似陽光
細心探望世界外　嚴謹自足無紛爭

對應行為 & 療癒成效：

象牙塔裡的人，看似清冷寂寥，卻渴望關懷與滋潤。然而在自己的世界裡太久了，有時連自己的樣子都看不清楚，時而自卑、時而自傲，內心孤單，常常衝突矛盾，無法面對真實的自己。霍香薊幫助我們打開心門，撫平傷痛與憂鬱，豁然開朗。重新與真正的「我」連結，身心柔軟有彈性，能面對自己，進而踏實地生活。

適合害怕不被認同，而逃避現實的人；過度在意細節，無法放鬆的人；青春期身心失衡的孩子。

負面情緒：

清高冷淡　封閉自我　拒絕面對　自我保護
沒有勇氣　無法察覺　優越感重　衝突矛盾
內心孤單　抑鬱不樂

生理：

免疫系統・消化系統・內分泌系統・青春痘

非洲鳳仙花

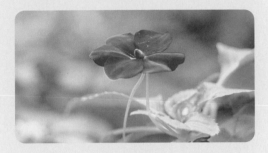

輕薄似火之光亮，燃燒淨化混亂的訊息，消融外在一層層的自限，讓人自在開懷表露自己。

正面特質：

鳳仙花舞動人心　清晰怡人如天使
表達自我無障礙　和諧相處無紛擾

對應行為 & 療癒成效：

充盈飽滿的能量，如水般迅速流溢全身，以開放、自在與順暢，來打破內在與外在自我的框框，疏通人與人之間的交流互動。淨化喉輪，讓人能夠順暢地表達自我，溝通無礙。化解內心的衝突與懊惱，深層的不快樂與壓抑，使人喜悅快樂，全身舒暢，充滿自信與勇氣。圓融有彈性，懂得變通，進退之間更有分寸，舉止之間不再壓抑或誇耀。

適合常有人際壓力的人；害怕人群的人；壓抑深層情緒的人；喜歡掌控環境（人）的人；領導力過強的人；缺乏溝通表達能力的人。

負面情緒：

懊惱生氣　急躁不定　鬱悶壓抑　退縮不前
想法過多　緊張壓力　人際不佳　固執剛強

生理：

神經系統

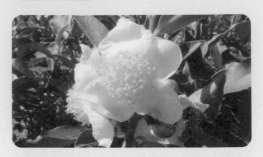

　　展開結實強穩繁茂之力量，帶水般流動的電流光波，傳遞古老安定智慧之光，淨化心靈深邃的晦暗，使人重獲新生之力量。

正面特質：

穩定自信清涼風　長者能量睿智光
熱情喜悅與關懷　內斂深厚定人心

對應行為 & 療癒成效：

　　穩定而帶有睿智的能量，散發長者的關懷與溫暖，能夠撫平人們內心對於死亡的恐懼與無依感，安定怕被冷落、不受喜愛，或需要長者肯定與關心的心情。讓人更接近原來的自己，去除負面的緊張情緒，紛亂的思想，固執與僵化的模式，回到初心，如實地表達自己。熱情與喜悅的訊息，化解壓力或恐懼，讓人重新獲得能量，轉化提升心靈，身心充滿了熱情。

　　適合恐懼死亡的人；身受病痛、苦悶的人；需要長者沉穩的智慧的人；需要溫暖關懷的人；因親友病重或去世，而產生情緒的人。

負面情緒：

恐懼死亡　緊張逃避　疑惑不安　易受驚嚇
身心矛盾　自我否定　不懂關愛　心亂不定

生理：

心腎系統・脾胃系統

黃大里花

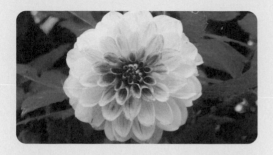

深遠氣度，展開溫馨之光，若有似無清拂之能量，傳喚清透溫柔如月之光，使心靈沉浸於安適的美妙中。

正面特質：

條理分明大里花　能量開闊有自信
鎮定心神安人心　開啟心靈力量大

對應行為 & 療癒成效：

具有安定心神的作用，可以緩和惶恐、不安、抑鬱、緊張、猶豫，以及過於求好心切的心情，整理深層意識，釋放因壓抑而累積的許多不如意的情緒。花精修復創傷，給予人柔軟、滿足與確定感，讓人能輕鬆駕馭自己的情緒，走出計劃性與條理式的框架，自在表達情感，並且調整與他人溝通的方式。

適合容易受到驚嚇或心慌的人；不易與人溝通的人；做事情比較一板一眼的人；生活忙亂，需要安定力量的人。

負面情緒：

神魂不定　失魂落魄　逃避現實　自我壓力
情緒多變　猶豫不決　孤傲自我　內心壓抑
驚嚇不安　冷淡疏離

生理：

肝膽系統・脾胃系統

商陸花

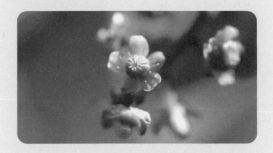

細緻電流進入身心，傳送鬆靜的振動波，團團轉運的安靜氛圍，讓意識內外充滿清明的安定之力。

正面特質：

自信光輝如晨星　穩定能量心明晰
平靜逝水照萬物　洞見念頭自分明

對應行為 & 療癒成效：

給予人堅定的心靈力量，活化腦細胞，讓人的腦部清晰，視野寬闊，思考能力與專注力獲得提升，同時亦有效地紓解壓力。商陸花給予平靜與自信，讓人寬心面對內在的某種無依感，而不再需要依賴外在的人事物來沖淡內心的不安。尋得內在安定扎實的力量，讓人由定靜中散發魅力。

適用於頭腦常「塞車、當機」的人；缺乏定力的人；容易閃神的人；課業繁重或工作繁忙的人；缺乏專注力與思考能力的人。

負面情緒：

悲傷退縮　無依靠感　焦躁不安　情緒起伏
意志渙散　腦部紊亂

生理：

腦部細胞・心臟・肺部

紅牽牛花

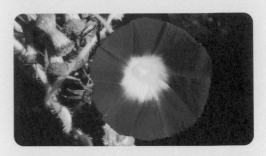

　　圓圓迴旋之能量，閃電流動於身心，帶來心靈的魅力，散播自信與生命的轉動力。

正面特質：

美艷燦爛紅牽牛　　熱情自信吸引人
溫暖開朗深安定　　身心連結展笑顏

對應行為 & 療癒成效：

　　撫平因愛而受傷的心靈，化解伴隨著情感傷痕而來的負面情緒，如嫉妒、不信任、封閉、抑鬱、恐慌、焦躁、認知扭曲、沉緬於過去，甚至固執僵化等。同時也改善生理上的失眠、多夢及腦神經衰弱等症狀。溫暖與自信的特質，可以重新建立人正向的生命價值觀，使之更自信地展現自我，由內而外散發一致的美麗與信心。

　　適合因心靈創傷而憂傷不安的人；失眠，腦神經衰弱的人；想充分展現自己的魅力的人。

負面情緒：

輕視嫉妒　莫名恐懼　擔心情緒　緊張不安
活在過去　無希望感　憂鬱封閉　畏縮無助
敏感害怕　無安全感

生理：

脾胃系統・神經系統・內分泌系統

葛花

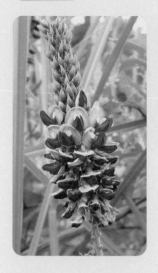

如水般活躍善變的動能，注入身體活潑的能量，感覺身心的流動與自由，伸展意識的覺知空間。

正面特質：

紫色葛花自在行
勇敢堅強不退縮
勇往直前無畏懼
自我展現平陰陽

對應行為 & 療癒成效：

現代生活無法避免要面對紛亂複雜的情境。生活混亂失衡、身體痠疼卻查無病因，或因心結、想法過多，導致自我綑綁，而無法適應環境及人際往來等，容易使人處於莫名的焦慮與恐懼中，如何保持一顆平和穩定的心是我們最大的挑戰。葛花幫助人在混亂當中理出頭緒。平衡身心，穩定心神，並且讓人打開心胸，以自信堅定的動力邁步向前。

適合身心、生活、工作、課業陷入一片混亂的人；失去主張的人；失去動力的人；容易被想法困住，而不敢行動的人。

負面情緒：

身心失調　情緒複雜　恐懼害怕　缺乏動力
身心疲乏　沒有方向　作繭自縛　自怨自艾

生理：

脾胃，大腸，膀胱·新陳代謝·免疫系統
內分泌系統·容易脹氣

紅花含羞草

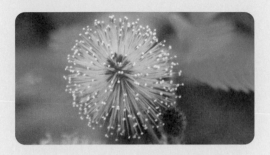

閃亮的晶瑩之光，層層傳透熱情的生命動能，陣陣的電絲微波，喚醒身心的敏感度，帶來意識空間的清靜，行走於希望的方向。

正面特質：

害羞敏感含羞草　與世無爭樂逍遙
生命能量展光芒　自律自主心智開

對應行為 & 療癒成效：

開啟人心智的力量，為纖細敏感的人提供某種保護，化解莫名的恐懼與不信任感，同時也有效撫平受外在環境影響而產生的驚慌、肌肉緊繃、大腦紊亂不清、猶豫不決等狀況，舒緩壓力。

爆炸性的能量在頭部行竄，清理負向紛亂的訊息，補充腦部的能量。提升人全方位的覺察力，使之更了解自己，找到生命的目標，能夠獨立自主。活化生命力，讓人願意面對當下，更有執行力，更能自律。

適合面臨人生抉擇的人；生活安逸，沒有目標的人；需要提升執行力、自律的人；個性過度敏感或不敏感的人。

負面情緒：

恐懼害怕　沮喪消沈　逃避自己　無法面對
無法自律　過度敏感　猶豫不決　失去動力

生理：

脾胃系統·神經系統·內分泌系統·腦部

紅花大曼陀羅

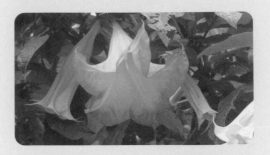

　　光明之燈搭出希望之路，在虛實幻滅間，進入腦海釋放閃耀的能量，轉運開啟身心的光明

正面特質：

靈性神聖曼陀羅　　豪氣穩定解真理
質地清高心開闊　　紅光補給大能量

對應行為 & 療癒成效：

　　花精安定腦神經，消除緊張壓力，讓人走出過去，並且能勇敢地活在當下。她迅速提供強大的能量，整合人的身心，開啟人的自我覺察力，並且能以彈性、正向的態度來看待人事物，開始致力於生命意義的追尋。

　　適合因沉重壓力，而身心能量大量耗損的人；氣血虛弱的人；開刀、病弱或生產等體力極差的人。

負面情緒：

剛強固執　　缺乏彈性　　沉湎過去　　缺乏察覺
自我優越　　情緒複雜

生理：

腦部神經系統及精神層面‧新陳代謝‧免疫系統

白花山芙蓉

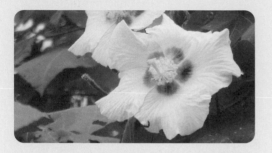

　　溫熱的能量結合光與火的世界，層層暈散的能量氣息，熱情溫暖，轉化心而見寬坦。

正面特質：

清淨柔和山芙蓉　安詳關懷慈母心
高尚溫暖穩定靜　開闊撫慰身心靈

對應行為 & 療癒成效：

　　如同慈母般無私奉獻的白花山芙蓉，包容人們心中的苦悶、焦慮與害怕，她以柔軟和慈心為人們接通心靈的管道，讓人重新找回自己的定位以及人生的終極目標，懂得如實表達自我。撫慰總是犧牲自我以成全他人，或表面盡責而內心卻消極的人，提升人心靈的能量，愛自己，做自己，由內而外散發穩定、熱情與鬥志。

　　適合勞心勞力、過度付出，而忘了要對自己好的人；想要跳出生活的框框，活出自己的人。

負面情緒：

迷途失序　心無目標　缺乏熱情　喪失鬥志
心靈不定　焦慮擔憂　心情擺盪　內心消極

生理：

肺臟及呼吸系統

藍色牽牛花

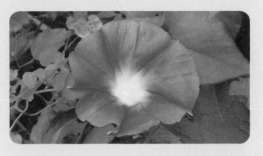

　　細膩柔和的韻律波動，淨化壓迫混濁的意識，穿越身心的空間，帶來清淨與寬闊的心視野。

正面特質：

清晨盛開藍牽牛　溫暖清新有朝氣
能量環繞花朵上　寧靜祥和與開闊

對應行為 & 療癒成效：

　　這個花精最適合調理多重的壓力，她的朝氣與溫暖特質，可以緩和人抑鬱、防衛的心情，幫助人度過情緒低潮，並且減輕心頭的重擔，讓心情舒緩，懂得休息，而且轉化心境。

　　花精清新沉靜的特質與充足飽滿的能量，也有助於激發人靈性上的覺醒，當我們與內在自我有所連結之後，就不會總是試圖以外在的強勢，來粉飾內心的空虛脆弱了。

　　適合為了兼顧現實生活而犧牲自己的人；打拼事業，壓力沉重而心事重重的人；工作倦怠的人；外表強勢，內心空虛的人。

負面情緒：

情緒低潮　心事重重　鬱悶沮喪　恐懼擔憂
自我防衛　無奈失落　外在壓力　內因壓力

生理：

脾胃系統・泌尿系統

刺葉王蘭

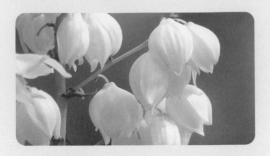

　　清淨的波動似裙擺旋開，由下往上的護衛能
量，平復心靈的漩渦，傳喚意識清靜的自覺之
光。

正面特質：

自我展現王蘭樹　保護自身莫接近
花白倒掛自飄逸　自信安逸氣質在

對應行為 & 療癒成效：

　　處在現代社會中，難免要面對競爭，為了鞏
固自己的世界，必須張揚旗鼓，樹立攻防機
制，以免受到他人的傷害，無形中產生了複雜
的情緒與性格。我們似乎總是在強顏歡笑，以
掩飾內在的衝突與不安。花精散發謙虛與智
慧，充滿希望、自信與安全感，修復創傷。她
釋放全身的壓力，讓人心胸開闊，能夠寬恕，
而且開心喜悅。讓過於柔弱不懂得保護自己的
人，擁有堅定的自我、勇氣與自信。

　　適合處於激烈競爭壓力下，常武裝自己的
人；因為過於軟弱，而常常被欺負的人；害怕
衝突，而失去自我的人；陷入三角關係難以自
拔的人。

負面情緒：

衝突矛盾　心生敵意　抱怨埋怨　嗔恨嫉妒
驕傲自大　自我中心　過度犧牲　失去自我

生理：

內分泌系統・新陳代謝・免疫系統・肩頸僵硬

黑眼花

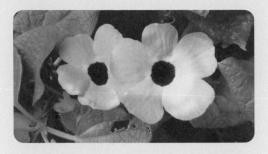

　　展開意識的光明與希望，上下流動的光束，調解阻塞的身心能量，沉緩之力，淨化身心靈的傳動。

正面特質：

纖細柔弱黑眼花　神秘變幻莫以測
調和陰陽能量場　散發心靈自信光

對應行為 & 療癒成效：

　　獨樹一格的黑眼花善發自信的光彩，能調整臟腑的頻率，使之和諧，轉化身體經脈阻塞的能量，釋放不安、焦慮及身心壓力，使人充滿動力。

　　調和內在亂源，使之心口合一，陰陽協調。紓解深層而不自覺的擔憂所形成的壓力與無力感。緩和緊張，提升自信心，平衡夢想與現實。幫助我們勇於面對外在壓力，不再一味壓抑自我需求以討好他人，勇於承諾並付諸實行。賦予人行動的能量，擺脫想得多做得少的舊有模式，積極改變現狀，面對真實的人生。

　　適合生活中長期有莫名的擔憂與壓力的人；當「好好人」而忘記自己的人；需要付諸行動，實踐理想的人。

負面情緒：

畏縮逃避　缺乏自信　緊張壓力　害怕批評

生理：

脾胃系統

紫色牽牛花

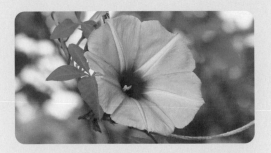

　　來自於深遠的優美光影，多變旋轉的裙擺波動，平衡意識深層的暗潮，讓身心呼吸和諧律動。

正面特質：

隨和謙恭紫牽牛　隨處自在不造作
沉穩深入潛意識　撫平情緒懂人心

對應行為 & 療癒成效：

　　釋放潛意識的壓力與悲傷情緒，撫平緊張、恐懼、畏縮與急躁。緩和雜亂的思緒，統合多變的行為特質，使人不過於自我，也不過度迎合他人。親切，貼心，能讓人穩定情緒，平衡緊張與壓力，使人心胸寬大，與天地合一。她幫助我們找回真正的自己，建立自信與耐性。有助於改善睡眠品質。

　　適合壓抑內在情緒而顯得緊繃、悶悶不樂的人；有莫名其妙的憂傷的人；失眠的人。

負面情緒：

緊張兮兮　過度敏感　煩躁急躁　怒氣爆發
內心悲傷　深層憂傷　缺乏自信　畏縮擔心
干擾紛亂　行事小心

生理：

神經系統．睡眠不佳．免疫系統

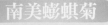

南美蟛蜞菊

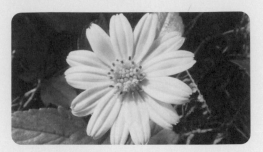

平衡之光轉動開闊的意識，開啟心靈受限的小小世界，太陽般的溫暖光動，引領出愛的行動力量。

正面特質：

溫和黃花蟛蜞菊　安詳快樂與自信
樂天自在易滿足　隨遇而安穩定力

對應行為 & 療癒成效：

隨和快樂，能撫平人內在久積、莫名的憂思與低落的心情。開啟意識能量的光明面，讓人打破小我的格局，不僅照顧好自己，更懂得付出關懷，打開寬廣的視野。

遇到挫折時，她幫助我們保持穩定，平衡壓力。也讓害怕表達自己，害怕與人接觸，或感傷、退縮的人獲得溫暖、快樂與自信。天真、單純、隨遇而安的特質，能撫平孩子或學生的挫折感，使之快樂、自在。

適合不知不覺就會有緊張壓力的人；容易因為挫折而退縮的人；想走出小我，擁有開闊的視野的人。

負面情緒：

易感挫折　心情低落　感傷憂思　無安全感

生理：

脾胃系統

芒花

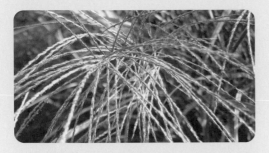

　　快速展放光能，熱力馬上護照全身，拔除積壓於心輪不平的波動，讓人進入安定沉靜的光中

正面特質：

自由自在自我表達　　適應環境生命力強
獨立自主不畏風寒　　冷酷無情韌性強大

對應行為 & 療癒成效：

　　芒花賦予人堅定的生命力，能轉化偏執的負面情緒，提升自我的能量，達到身心協調。給予人溫暖的愛，撫平過度要求完美的心情，使人擁有自省的能力，停止將負面情緒投射在他人身上，不再為了掩飾自己的錯誤，轉而傷害他人，同時也療癒人內心的創傷坑洞，親近心靈的本質，願意開放自我與人親近。

　　適合容易嫉妒、討厭別人，或有恨意的人；要求完美的人；想改善人際關係，或提升自我察覺力的人；親子溝通有問題的人。

負面情緒：

心靈失調　　無依靠感　　焦慮嫉妒　　畏縮憎恨
自大高傲　　自我束縛　　冷漠優越　　報復仇恨

生理：

神經系統‧內分泌系統
新陳代謝‧免疫系統

雞冠刺桐

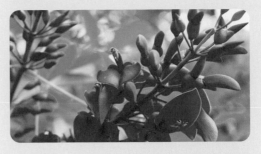

　　上下扎實流動的支持之力，帶來穩健清晰的能量，讓人的思緒清亮，明辨外在事物的變化。

正面特質：

溫柔寬厚刺桐柏　　包容開闊有氣魄
穩重希望與勇氣　　開展未來光明性

對應行為 & 療癒成效：

　　大樹的能量，給人衝勁與力量，能踏實地朝目標努力，清楚自己的角色與能力，懂得因應外在的變化，而理出恰當的分寸與界線。寬大、包容、開闊、勇氣、自在，有未來感。撫平對未知的恐懼，提供動力與方向，讓人舒展心胸，勇於走出自己的路，獲得內在的安定感，能落實夢想的實現。能平衡陰陽，調整內分泌系統。

　　適合需要人生方向感的人；容易低估或高估自己能力的人；缺乏熱情動力，需要有積極的行動力的人。

負面情緒：

高傲自大　　自恃甚高　　害怕面對　　恐懼未來
心生優越　　無法寬心　　內心茫然　　無方向感

生理：

內分泌系統‧新陳代謝

七層塔

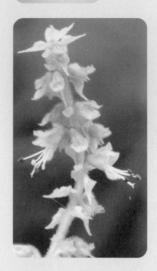

清透的光球透出溫暖的火光，熱情的能量活躍於身心，燃起生命的大動力，轉化提升意識的安定。

正面特質：

樸實無華七層塔
花白挺直葉清香
冷靜謙恭踏實感
堅強沉穩心溫暖

對應行為 & 療癒成效：

給予人溫暖、穩定的力量，撫平深層的抑鬱與憂傷，讓人立即沉靜下來，並且重新燃起對生命的熱情，能夠面對自我，不再壓抑或佯裝堅強。使人認清自己，走出當前的壓力，紓解沉重的心情，讓生活踏實，不卑不亢。活化腦細胞，平衡臍輪，調整內分泌系統，補充能量。擁有舒適的安眠。

適合有深層的憂傷，緊繃不快樂的人；失去生命力與活力的人；產後憂鬱的人；有經前症候群或經痛、經期不順的人。

負面情緒：

過多聯想　複雜想法　憂鬱沮喪　心情沈重
產後憂鬱　易受挫折　冷淡無力　內心空虛
無力面對當前的壓力　內心情緒無法平靜

生理：

月經不順·新陳代謝·內分泌系統

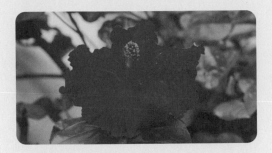

大扶桑花

豐富多邊的結晶光亮，輕盈的擴散在眼前，進入意識海中，灑下太陽般的豔麗之光，讓身心展現魅力的光影。

正面特質：

美豔開闊大扶桑　晨開暮謝心自在
心胸坦蕩無虛華　包容細膩傾人心

對應行為 & 療癒成效：

給予人自信，突破人際關係的障礙。平衡虛華、浮誇以及封閉、敏感、不開闊等兩極的態度。釋放人們內在的執著、壓力與痛苦，讓他們打開心胸感受到愛，感覺到溫柔、開闊與包容。撫平長期壓力下所造成的情緒障礙，並以開放務實的態度來適應現實社會。面對世間的起落，更能夠超然自在。

適合在意過多而無法放鬆的人；擔心因為年齡而失去吸引力的人；常有天馬行空的夢想，需要真正落實的人；很愛面子的人。

負面情緒：

神經緊張　現實浮誇　小我自私　無法開闊
虛榮心強　沒有願景　自我優越　外放個性

生理：

神經系統‧氣血不通暢‧胸悶

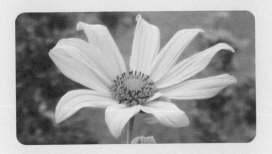

小向日葵

細絲流線的光能，流轉照亮身體的光動，溫暖旋繞直抵太陽之愛，一種和諧動能散布全身。

正面特質：

黃色光芒若太陽　柔和能量生命強
和諧團結與關懷　溫馨有如慈母愛

對應行為 & 療癒成效：

溫暖人冷漠疲倦的心，補充身體與心靈的能量，並且平衡陰陽失調的體質。對於體力差，容易賴床，精神不易集中，身心疲乏，或面對工作時心有餘而力不足的人，她提供了充足的能量，讓人身心雙方面都獲得充電。她也刺激人的生命活力，驅走冷漠、僵硬、固執與淡然，使人心中有愛，懂得關懷與感恩。

適合不想面內心的憂傷的人；缺乏活力與耐力的人；面對生活，感覺心有餘而力不足的人；容易賴床的人。

負面情緒：

沮喪消沉　沒生命力
冷漠冷淡　執著強勢

生理：

賴床‧氣血虛弱‧能量容易耗散

梅花

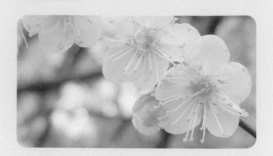

　　純淨無負擔的簡潔能量，讓意識安靜於當下，心頭開現出白金光，一股沉靜穩重之氣罩遍全身。

正面特質：

寒中堅忍梅花香　　高雅聖潔有堅持
正氣浩然性沈穩　　積極覺察不散亂

對應行為 & 療癒成效：

　　生活中挫折與苦痛不斷，卻礙於現實必須忍耐，有些人會因而放棄人生，內心無奈，對生命感到絕望，或意志消沉，日復一日地陷在無助與絕望當中，不知如何尋求幫助，被動地等待一切結束，心寒破碎卻有口難言。梅花花精可以提振心情，安定神魂，給予人面對內心陰影的勇氣，從挫折與艱苦的困境中重新站起來。堅定與沉穩的氣質，更可以幫助我們深刻地覺察自我，瞭解自己的生命意義與使命。

　　適合想要走出過去陰影，活出人生積極意義的人；常有情緒起伏，而腦神經衰弱的人；心灰意冷的人。

負面情緒：

心冷心寒　　無生命力　　悶悶不樂　　衝突矛盾
無奈逃避　　不願面對　　意志消沉　　沮喪絕望

生理：

神經系統·內分泌系統·心脈受創
夜寢不安·神志恍惚

台灣藍龍膽

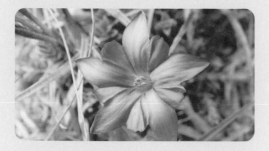

　　晶瑩光圈泛出淡藍光，瞬息間開展出耀眼的光纖，頓時讓腦波停止騷動，進入安穩的磁場保護中。

正面特質：

美麗動人藍寶石　自在自信勤綻放
智慧安定勇氣大　氣質高雅能量高

對應行為 & 療癒成效：

　　自信安定地展放在貧瘠的野地上，擁有最佳的適應環境能力，幫助人不再退縮害怕，不再因為無法掌握的人、事、物及環境而緊張、心慌，帶來穩定、自信與安逸的感受。她幫助我們快速適應外在的環境，充滿動力，自在開放，有助於撫平慌亂、焦躁，過度專注而緊繃，或急於建功立業的心情。

　　適合容易因陌生環境或人而緊張的人；生活壓力大，導致交感神經失調的人；緊張，常胃痛、腹瀉的人；面對考試、面試或重大挑戰的人。

負面情緒：

敏感環境　緊張焦慮　自信不足　失去動力
坐立不安　無法放鬆

生理：

神經系統・自律神經・脾胃系統

玉山毛蓮花

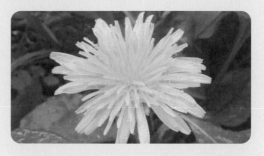

　　四散紛飛的晶鑽小花光，活潑開心喜氣的傳喚人心，讓人不自主的掙脫大腦束縛，像個孩子般快樂的展現。

正面特質：

花瓣層層毛蓮花　沉靜立志能量大
堅強自信轉層次　穩重勇敢往前進

對應行為 & 療癒成效：

　　具有明亮的能量，沉靜、寧遠，像山一樣穩重有力量。她開啟心靈的不同層次。打開我們的心門，讓人對未來不那麼擔憂。提升人的自信心，調整被動消極、不敢怒不敢言的心情，勇往直前，堅強、穩重。調整大腦結構，使腦部變得十分清晰。同時也帶給人強大的立志能量，支持我們堅定地走向人生的目標。

　　適合缺乏未來方向感的人；需要立志與動力的人；需要沉穩、安定的人。

負面情緒：

沒有志向　擔心未來　懦弱退縮　恐懼害怕

生理：

神經系統・內分泌系統・腎臟系統

高山薔薇

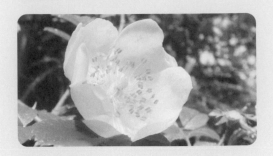

　　層層晶瑩飄散的能量，輕緩柔軟保護人心，
纖光挹注溫暖的愛，旋繞轉化意識的清明。

正面特質：

明亮光芒山薔薇　　平穩安定身自在
活力體力如陽光　　散發熱情釋壓力

對應行為 & 療癒成效：

　　如陽光般明亮，充滿精神能量，潔白純淨，
結構完整厚實，平衡固執、自我、堅持己見與
僵化，讓人重新燃起對外在人事物的興趣，願
意走出自我的藩籬。她散放熱情，釋放壓力，
活化細胞，使肌肉放鬆，心靈防衛機制鬆坦。
迅速激發動力與活力，使人突破心牆，撫平焦
躁不安以及慣於自保的心態，安定穩定。

　　適合害怕受傷，覺得自己很脆弱的人；容易
嫉妒、不安的人；過度自我保護的人；感情受
創而放不下心中恨意的人。

負面情緒：

堅持己見　　自我保護　　沮喪消沉　　沒有動力
缺乏熱誠　　嫉妒生恨　　心生不滿　　起報復心
固執自我　　煩躁慌亂

生理：

精神不濟・高血壓
免疫系統・血液循環系統

玉山水苦蕒

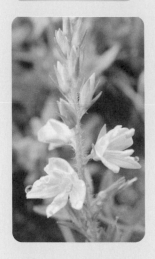

希望之光匯聚成金沙河，滿滿金沙遍照全身，修護心識的憂懼漏洞，帶領轉化光明的能量。

正面特質：

晶瑩剔透水苦蕒　能量飽滿穩定力
沈靜安詳又和諧　清澈純淨立天地

對應行為 & 療癒成效：

清澈純淨而又飽滿的能量，能修復遭逢巨變、驚魂未定、身心能量不穩定的人慌亂焦躁的心境，使之恢復平靜祥和。平衡內外在衝突，使人安定沉穩。撫慰悶悶不樂，不知如何表達自我的人。調和內在潛藏的孤傲壞脾氣，活化細胞，迅速恢復身心能量的平衡。

純淨而深層的安定力量，有助於心靈修持。

適合膽子小、心神不寧、容易受到驚嚇的人；心靈能量不穩定，悶悶不樂的人。

負面情緒：

易受驚嚇　慌張緊張　驚魂未定　易感不安
抑鬱寡歡　悶悶不樂　暴躁焦躁　害怕不安

生理：

內分泌系統

鵲豆花

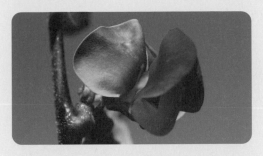

展現豐富多面的動力之光，前進中帶著溫柔，光中不斷的散播天使心，一種單純與溫馨臨住心靈。

正面特質：

花型特別像彎刀　身型螺旋扭曲狀
安逸自在易親近　身心放鬆不緊繃

對應行為 & 療癒成效：

成長過程、教育養成或其他人事環境的劇變，可能對人造成負向的影響，偏離本質，想法過多。花精撫平不安與猜忌，使人能掌控負面情緒的效應，不再過度退縮或表現誇張，扭曲事實。讓人勇於面對自己，對理想懷抱積極正向的期待，不論在人際關係中或處事上都能堅定自在以對。花精消弭複雜負向的意識與念頭，讓身心放鬆，安逸而正直。整合理性與心靈意識，變得謙恭自在，踏實安穩。

適合需要扭轉負面複雜想法，擁有正向思考模式的人；容易疑心多慮的人；曾移民、留學、失婚或遭逢劇變，而神經過度緊繃的人。

負面情緒：

想法複雜　幻想不實　容易扭曲　神經緊繃
自閉退縮　失去動力　慌張膽怯　人際障礙
浮躁不安　心力不足　優越自我　妄想偏執

生理：

新陳代謝‧內分泌系統

含笑花

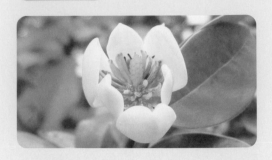

　　一顆顆炫耀的光點，散爆出金黃的纖光，顫動的光旋轉出陽光的溫暖，把人包裹於溫馨的光愛中。

正面特質：

溫暖有愛香氣出　　無懲無求安自在
智慧光明心門開　　溫潤藍光迎自由

對應行為 & 療癒成效：

　　含笑花打開我們的心門，幫助我們紓解外在環境所帶來的壓力與挫折。溫暖和煦的特質，最適合悶悶不樂、焦躁沒有安全感、緊繃、內心鬱悶的人。有些人常感到心情沉重，快樂不起來，容易被負面情緒掌控，含笑花可以提升其正面的能量，帶給人光明與希望，徹底平衡情緒。她使人開心，打從心底笑開來。

　　適合沒有安全感、有壓力、悶悶不樂的人；過於理性，比較感受不到心情變化的人；胸悶，呼吸不順的人；放不開，捨不得失去的人。

負面情緒：

胸悶抑鬱　　心門閉鎖
容易發怒　　易感失望

生理：

心臟系統‧心血管疾病‧血液循環系統

香蕉花

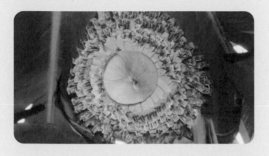

　　巨大光束推出生命之光,片片開展前進的動力,滋補腦部耗損的能量,引動內在深層源源不絕之力量。

正面特質:

無限付出香蕉花　柔和溫馨力量大
平穩安定抒壓力　快速提升大能量

對應行為 & 療癒成效:

　　香蕉花具有強大的能量,可以加快細胞的活化速度,調整經絡,迅速撫平失衡的情緒。對於急躁、焦躁、恐懼不安的人,特別是生殖輪、海底輪有問題者,非常有幫助。很適合當作生殖系統的保養品。飽滿、平穩、溫暖的柔性能量,迅速提升我們的體力與動力,使心情趨於穩定,也幫助我們有效紓解內外在的壓力,有良好的睡眠品質。服用香蕉花精的人體力比較好,細胞較為活化(膚質變好)。

　　適合失去活力的人;皮膚老化、失去光澤的人;需要保養生殖系統的人;體力虛弱的人;產後憂鬱;更年期

負面情緒:

恐懼不安　急躁焦躁　緊張壓力　睡眠不佳
心力不足　缺乏自信

生理:

內分泌系統・生殖泌尿系統
脾胃系統・心臟循環系統

台灣角桐草

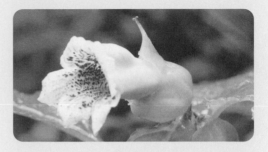

　　藍藍泛紫的碎鑽,在天際間聚合成一條蜿蜒的星河,輾轉流匯入心識,散播生命活潑之力量。

正面特質:

穿越時空角桐草　掙脫束縛無煩惱
悠閒自在添色彩　樸素冷靜神秘感

對應行為 & 療癒成效:

　　角桐草花給予人祥和的能量,能平衡各種負面情緒,特別是焦慮。她幫助人掙脫束縛,自由自在。對於灰暗、煩躁不安、要求過高,習於從固定僵化的角度來看人事物的人,有很好的平衡效果。花精使腦部清晰,可調理腦神經衰弱、沉悶不積極、意志消沉的狀況。她幫助人進入深層的潛意識,開啟對心靈空間的覺察,整理內在諸多不平衡的能量。

　　適合十分焦慮、不安的人;要求完美的人;無法扭轉負面想法的人;泌尿系統失調;躁鬱現象。

負面情緒:

易不耐煩　常發脾氣　自我欺騙　無法面對
自我束縛　沈悶焦慮　躁鬱煩悶　急躁不安

生理:

活化腦部・神經系統・免疫系統

台灣油點草

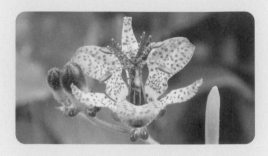

　　風火粹煉之動，飽滿扎實的能量，精雕多面的生命氣質，像鑽石散發穩定之光。

正面特質：

開朗樂觀油點草　　清新可喜不怕苦
穩定自在生命力　　歡喜開闊有自信

對應行為 & 療癒成效：

　　歡喜開闊的油點草，點燃憂鬱的人內在的光明，幫助悲觀常想不開的人變得樂觀積極，化解他們心中的絕望與自我厭棄感。使人沉穩，祥和，喜悅，能寬恕、寬懷。

　　花精帶有另一個層次的生命特質，清新自在、穩定自主，有助於我們開發自性，使靈性與肉體整合得更好，對於心靈修持很有幫助。

　　適合思想執著、煩惱不安的人；過度擔憂的人；需要原諒別人者；想釋放過去不愉快的記憶者。

負面情緒：

自憐沮喪　　缺乏希望
衝動急躁　　鑽牛角尖
自我放棄　　壓抑情緒
思想執著　　不易溝通

生理：

心臟及血液系統・內分泌系統・免疫系統

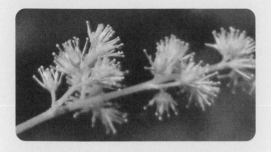

多層綻放的絲光，帶出生命的希望，喜悅之氣灑亮童真之顏，活潑開懷呼應外在而生。

正面特質：

堅強獨立落新婦　專注柔和不慌張
儲備能量行動力　隨風自在孤獨感

對應行為 & 療癒成效：

這是一種很適合現代人的花精。因為生活節奏與步調過於緊湊，許多人常常因各種壓力而神經緊繃，慌張不安，心思紛亂，甚至對於自己的心情也變得無法捉摸。落新婦具有堅定、堅強、專注又不失柔和自然的特質，帶給我們喜悅、活潑、開心及多采多姿的活力，與外在相互呼應。幫助我們面對內外在紊亂的狀態，具有專注投入的行動力，放鬆心情，消除緊張不安，改善睡眠的品質。

適合常神經緊繃、慌張不安、心思紛亂的人；為家務、課業、工作多頭忙碌、操煩的人。

負面情緒：

生活壓力　不安慌張　捉摸不定　複雜心情
深層怨恨　嫉妒孤僻

生理：

脾胃系統・睡眠不佳

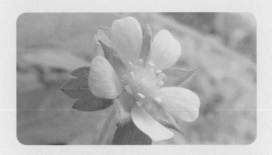

陽光花裡躺著初心的愛，細細直射絲般的光纖，若隱若現織補腦中的能量，朵朵螺旋的花光，定立自信的力量。

正面特質：

靈敏自信蛇莓花　光芒閃耀如波浪
安逸自在小仙子　展現自信傳感受

對應行為 & 療癒成效：

散發太陽的能量，可以活化腦細胞，能量由頭蓋骨往腦部深層扎根，作用非常特別。溫暖、安逸、親和的特質，會把人包裹起來，給人安全感，適合能量薄弱而缺乏自信的人。

她增進人傳達感受的能力，接受自己、面對自己，提升自信心，重新確立自己的價值觀。使感受力變得敏銳，反應敏捷，思想清晰，收放自如，進退應對得體。活絡全身的經脈，帶給人安詳的睡眠，增進對身體的靈敏度，懂得讓身體獲得適當而充分的休息。

適合缺乏自信及表達能力不佳的人；價值觀念模糊的人。

負面情緒：

缺乏自信　不敢表現　過度敏感　擔心前途
膽小多疑　害怕不安

生理：

腦部雜訊多・大腦不清晰

澤蘭

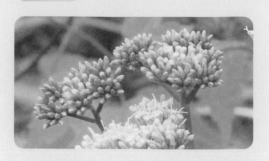

　翩翩飛轉送出愛，關懷滿滿的能量，注潤心海裡，為心繫上愛的祝福，燃起無限之光。

正面特質：

關懷關愛澤蘭花　如同明燈給溫情
體貼細緻有自信　溫馨柔情如母愛

對應行為 & 療癒成效：

　澤蘭是代表關懷的花，花苞一顆顆集合在一起，尖尖的，會逐一開出朵朵白花，散發溫暖、溫馨、熱情的特質。

　對於習慣倚靠自己，緊繃而無法放鬆，不懂如何付出或接受關懷的人，最有幫助。花精讓他們覺察到自己的需要，不再因為害怕受傷、害怕回饋，而佯裝冷靜堅強。對於強烈期望得到他人的關懷，卻難以表達的人，澤蘭提供溫暖熱情、體貼細緻、充滿自信的能量，讓冷漠淡然的心，得到飽滿的安慰與關懷。

　適合缺乏關懷的人；習慣靠自己，緊繃無法放鬆的人；想改善夫妻、親子間的關係的人；害怕獨處的人。

負面情緒：

外表冷酷　內在不安　害怕受傷　心灰意冷
冷漠無清　孤傲嫉妒

生理：

內分泌系統・心肺系統

盤花

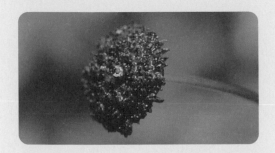

拉起心頭亮麗的虹光，注入腦海層層的燦動，洗淨思想的暗潮，喚醒光亮的明心。

正面特質：

生長水邊奇盤花　純淨洗滌與淨化
安靜清明看世界　喜悅快樂赤子心

對應行為 & 療癒成效：

因為過去的創傷，使身心失衡而導致思想、行為的扭曲，產生負面複雜的想法，如憂鬱、焦慮，思想打轉，合理化，情緒起伏不定。盤花洗滌偏差的觀念。使內心擁有陽光般的光明。提高自覺的靈敏度。能以一顆清靜的赤子之心看待外在的世界。

適合腦部昏亂，想得太多，腦筋轉不停的人；時常陷入負面聯想，而影響心情的人。

負面情緒：

憂鬱焦慮　煩躁易怒　個性封閉　容易扭曲
思想打轉　情緒不定　想法複雜　身心不一

生理：

腎臟泌尿系統・生殖系統・腦部

狗尾草

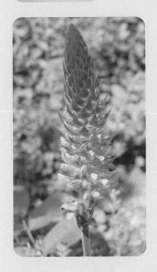

萬花筒裡看世界，鮮活清明的能量暈染心，柔韌晶瑩似水母，照護人體場，隨心自在展笑顏。

正面特質：

自信展現狗尾草
固執堅持有個性
穩定自在人喜愛
訊息相通能量大

對應行為 & 療癒成效：

適合個性剛烈，行事衝動的人，壓力大，身心緊繃的人，或者固執保守愛面子的人。花精讓人的心地變得柔軟，能以不同的角度來看待事物，當人不再固執地堅持己見時，他自然能夠放鬆下來，舒緩肩頸肌肉的緊繃或心情上的緊張。花精力量強大，能量從心輪往上提升，調理腦部。

適合主觀強的人；肩頸肌肉緊繃的人；知道自己個性固執，卻無法改變的人；個性強，行事衝動的人；有佔有慾的人。

負面情緒：

固執保守　不易開通　堅持己見　神經緊繃
思想封閉　害怕批評

生理：

肌肉僵硬緊繃・筋骨僵硬緊繃痠痛・頭部

平地絲瓜花

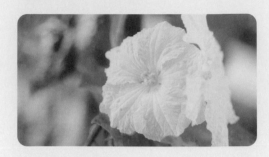

　　優雅的能量撐照全身，眼見現實外展世界，開闊心識的力量。能量匯聚入腦海，消融自我的屏障，讓生命存在更踏實。

正面特質：

親近人群絲瓜花　　快樂自在多奉獻
清涼明亮如陽光　　祥和寧靜回本質

對應行為 & 療癒成效：

　　減低防禦心理，讓人打開視野與心胸，消融自我僵化的思想與行為模式，適合想得過多，情緒複雜，卻無法落實的人。她讓人的情緒與腦壓舒緩下來。花瓣很柔和，花精有謙虛的特質，很踏實，讓人有目標，不迷失，不再不切實際，懂得務實生活。對於婦女更年期障礙也很有幫助。

　　適合需要增加行動力，實踐理想的人；容易在新環境迷失自己，需要建立原則的人；更年期障礙。

負面情緒：

有距離感　不易親近　悲傷沉悶　無專注力
精神渙散　不易集中　沒有朝氣　空虛不實

生理：

大腦能量不平衡・婦女更年期・內分泌系統

桂花

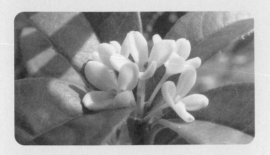

　　一片淨白之光燃起燄火，粹鍊出一顆顆白晶，孕育內化生命之火源，溫馨安適且心清明。

正面特質：

清心寡欲桂花香　柔情飄香隨自在
星星閃亮送溫馨　隨遇而安自悠閒

對應行為 & 療癒成效：

　　使人的內外在合一，堅定原則，且勇於面對自己的孤獨，以及內在軟弱的一面。對於逃避、缺乏原則與主見，或者拘謹、僵化，裡外不一的人都很幫助。她使人的心靈柔軟潔淨，表裡一致，能勇敢堅定地面對一切的人事物。隨順生活，該怎麼做，就怎麼做。柔和舒適，有助睡眠。

　　適合個性過於隨和，或沒有原則的人；過於緊張忍耐的人；失眠的人；提不起勁，失去動力的人。

負面情緒：

懦弱逃避　茫然失措　個性懶散　失去方向
缺乏個性　沒有原則　不夠堅強　不夠勇敢

生理：

內分泌系統・免疫系統・神經系統

台灣紅楠

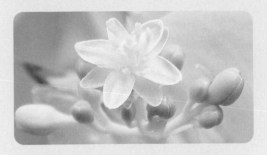

　　霧光團團綿綿冒出來，靈巧依附貼近人心，微光露出光華的心靈之燈，層層綿綿傾洩流沙的霧光。

正面特質：

穩重開闊紅楠樹　綠色花朵流沙光
長者安慰依靠感　明亮穩定大力量

對應行為 & 療癒成效：

　　穩定低頻的大樹能量，提供強大的穩定能量，瞬間撫平慌亂、焦躁的浮動心情，安定內心不平衡的衝動與想法，讓人回歸生命本質，沉穩有智慧。在成長認知的過程中，因為身心創傷或其他緣故，形成思想與心態的偏差，引發思想扭曲的現象。這類的人看待人事物比較容易有不平衡的心態，台灣紅楠可以提振其生命的力量，幫助人輕易擺脫埋怨不滿的情緒，覺察自己的慣性思考模式與心結，重新以正面的態度來面對人生。

　　適合浮躁，缺乏定力的人；常有強烈負面想法而無法扭轉的人；心情起伏，需要穩定的人；購物慾望停不下來的人；過度好動的孩子。

負面情緒：

心情浮躁　易怪罪人　抱怨埋怨　起報復心

生理：

腦部・內分泌系統

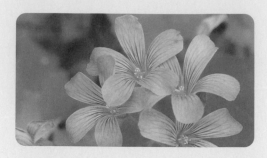

一圈圈由裡向外振動開的光圈，迎接人走出心靈的旋渦，擴展的光動讓視野變得寬廣，振動的光亮閃動全身的細胞。

正面特質：

紫紅純真幸運草　潔淨單純如碎鑽
天真無邪初心花　清透天真回本質

對應行為 & 療癒成效：

回歸內在的初心，學習聆聽自己的聲音，單純直接的表達自我。重新燃起對生命、生活的熱情與動力，以全新的眼光看待周遭的人、事、物，驅動內在的生命力，克服倦怠、懶散、挫折、缺乏自律的情形，以「直心」設立目標、行動實踐，心裡想什麼、就說什麼、做什麼。不再過度計較得與失，而不切實際地要求自己，徒增挫折。

適合失去動力的人；工作、課業上感覺挫折、倦怠的人；想找回內在熱情的人。

負面情緒：

自我要求高　得失想法多　目標預設多
挫則感過重　懶惰沒信心　易失去動力

生理：

脾胃系統・呼吸系統

台灣二葉松

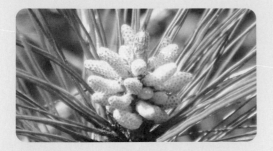

　飛噴出的清泉，強力放送直線的光波，片片的防護光能，環護照透身體場，使腦內清新開展花朵朵，散發出自信晶亮的皎光。

正面特質：

頂天立地二葉松　意志堅毅如鑽石
大將氣度心坦誠　獨立孤傲大自信

對應行為 & 療癒成效

　有大將氣度，能頂天立地，自信獨立地展現自我。幫助人破除理性以及自我的束縛，擺脫僵化的思考與行為模式，讓人打開心胸，不再以自我為中心，或者侷限在片面的情況裡。沉穩、獨立且有自信。調整內在的疏離感與孤獨感，改善人際關係。對於深層的悲傷，以及因而衍生的心腎失調等生理問題，也很有幫助。

　適合缺乏自信的人；內心害怕孤獨的人；過度理性而緊繃的人；需要獨當一面的人。

負面情緒：

我執孤傲　自我束縛　悶悶不樂　自我防衛
自我保護　缺乏自信　深層悲傷　煩躁易怒

生理：

內分泌系統‧心腎系統‧肌肉筋骨僵硬

刺莓

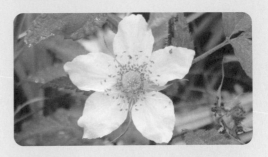

　雲霧光影交織成溫馨的能量，細鑽由中射出生命的精彩，照見真實自我的存在。

正面特質：

果實甜美花潔白　堅定獨立有自信
容忍沉穩韌性強　適應環境處當下

對應行為 & 療癒成效

　個性、成長、教育、社會文化壓力等複雜的因素影響，我們習於壓抑自己的聲音與需求，以求融入周遭的環境或人群，為了保護自己不受傷害，而怯於表達心中的想法，或是接受真正的自己，縱使內心時常不滿、抱怨，卻仍舊逆來順受、隨波逐流。或者為了掙脫內外環境的束縛，而誇張的想要彰顯自己，令周遭的人備感壓力。過度忍耐或掙扎的結果，反而失去自我，也失去了原則，感覺茫然不知所從，悶悶不樂。

　適合常常忍氣吞聲，敢怒不敢言的人；過於自我，無形中帶給別人壓力的人；無法適應環境的人。

負面情緒：

自我保護　警戒狀態　迷失方向　不信任感
鬱抑不樂　忍耐壓抑

生理：

全身筋骨僵硬

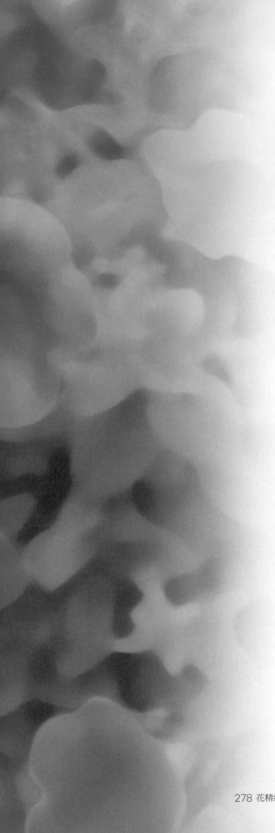

以下為深層療癒系列花精，須經過花精諮詢，由花療師專業判斷提供。

白蓮花

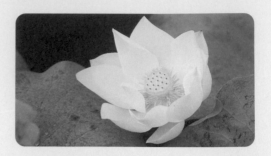

一道深遠傳喚出的光束，帶來身心挺拔的連結力量，開啟意識層層豐富的光動，回歸內在原我聲音的脈動。

正面特質：

晶瑩剔透如水晶　　顯現萬物與其中
堅定自信接天地　　淨化心靈之導師
七彩蓮珠應輪脈　　自性光明花之禪

對應行為 & 療癒成效：

白蓮花使人能接近自己的靈魂，發現真正的自己及靈性的珍寶。如同一盞指引的明燈，協助人減輕負面人格的影響，走出自我的陰暗面，去除我執；使人能了知自己的天命，不再迷失；活得開放、有自信，真正謙恭。

花精純潔正面的能量可以活化細胞，排毒，避免人體場結構受到干擾。使人頭腦清晰，思慮清楚。人際關係和諧。

適合清靜的修持人士；追求心靈歸屬感的人；身心脫節的人；欲提升心靈潛質的人；想開發身心潛能的人。

負面情緒：

心靈閉鎖　　自我放棄　　焦躁焦慮　　失望不安
身心矛盾　　退縮消沈　　自我欺騙　　無方向感

生理：

大腦系統‧神經系統‧內分泌系統
免疫系統‧全身細胞

粉紅玫瑰

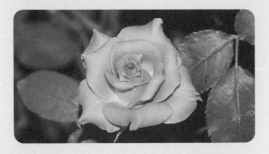

　　溫緩之光擴展深定之力量，開啟內在生命深層的管道，讓人在層層的力量保護中，接近生命的本質。

正面特質：

尊貴剛正志堅定　　傳達己意心開闊
純淨柔情似月光　　穿越力量見光明
聚集能量開心智　　進入深層意識流

對應行為 & 療癒成效：

　　柔和溫暖的能量，使人的心情愉悅、堅定、開闊。瓦解莫名的壓力所引起的煩躁、易怒、緊張與害怕，或者深度的悲傷所導致的哀愁與孤單感。掃除心頭莫名、沉重的壓力，重獲輕鬆與快樂。懂得如何表達自己，傳達真正的情感，不再壓抑。

　　適合有深層的憂傷與悲傷的人；承受莫名壓力與情緒的人；潛意識中感覺孤單的人；不善於表達內心世界的人。

負面情緒：

深層悲傷　　憂鬱心煩　　煩躁易怒　　緊張害怕
埋怨抱怨　　孤單寂寞　　莫名壓力　　缺乏自信

生理：

內分泌系統‧脾胃系統

野牡丹

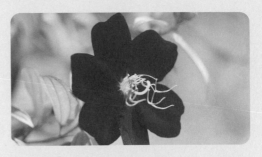

　　似風吹拂出的銀亮絲光，帶出意識的光明力量，能快速淨化入侵的黑暗之力，風動轉化提升自信的能量。

正面特質：

慈愛關懷野牡丹　　撫慰創傷心靈方
正面積極與鼓勵　　帶出傷痛迎光明

對應行為 & 療癒成效：

　　野牡丹給予人充足的愛與勇氣，讓曾經遭受重大創傷，而身心俱疲、自我厭棄的人，走出過去的陰影，並且能堅強面對創傷，接受他人的協助。

　　光明溫暖的訊息，能紓解受創者內在深層的憂傷，撫平隱藏的憤怒，減輕習慣性逃避問題的心態，寬恕過往，鬆坦釋懷。花精賦予寬厚的支持能量，使人充滿安全感與滿足感。

　　適合曾面臨重大情感創傷而無法釋懷的人；身陷多角關係而心力交瘁的人；憂鬱症患者；性侵害受害者；承受婚姻暴力者。

負面情緒：

心靈重創　　心力交瘁　　孤獨無依　　自我放棄
憂鬱悲傷　　殘破悲觀　　情緒起伏　　缺乏動力

生理：

內分泌系統‧神經系統‧脾胃系統
免疫系統‧消化系統

鴨跖草花

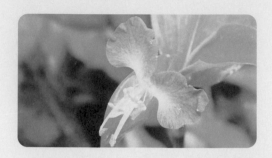

　　雲霧光電交合，晶亮之能量，由意識之遠方照亮身體的光華，如水晶閃動護衛生命的光彩。

正面特質：

藍色大耳鴨跖草　　隨處自在聖可愛
獨立自主不拘束　　喜歡自由無紛爭

對應行為 & 療癒成效：

　　小巧可愛的鴨跖草散發出純潔的愛，給予人呵護與溫暖的安全感。隨著年齡增長，我們會把嬰兒時期那份需要他人疼愛與保護的需求隱藏起來，有時忍不住自怨自艾、心虛無力，對於未來也茫然沒有把握。當這份沒有被滿足的根本需求滲透到人際關係裡，就會造成溝通障礙與關係緊張，特別是夫妻之間的情感障礙。

　　鴨跖草花精帶給人溫暖、安定與自主，讓你對未來產生自信，能走出鬱悶不樂的心情，進而化解人際關係上的障礙。

　　適合自艾自憐的人；嬰兒時期缺乏關愛的人；覺得不被疼愛的孩子；單親、托育的孩子；受虐兒。

負面情緒：

自怨自憐　鬱悶憂傷　無被愛感　心虛無力
依賴無力　缺乏自主　溝通障礙　沒安全感

生理：

肝膽系統・內分泌系統

白花大曼陀羅

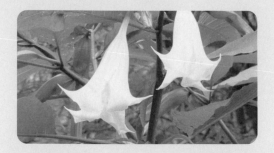

　　立體多面旋轉的清淨之光，白淨的動能如泉瀑洩下，挺直引導的力量帶給人專注，跳動的腦波使意識鮮明而開闊。

正面特質：

白淨細緻曼陀羅　清新清涼如水晶
威正剛直開心智　安定能量大動力

對應行為 & 療癒成效：

　　清靜穩定的大能量，撫平強烈的情緒起伏，以及壓力、挫折等引起的巨大壓迫感，迅速補足身體的精力，活化全身細胞。讓人立即獲得重生。她安定情緒，讓心情愉悅，生命力、體力同時提升。帶給人強大的安定力量，能與天地自然融合無二。

　　適合身心脫節，無法協調的人；鑽牛角尖、死心眼的人；過於注重心靈，排斥世俗生活的人；長期清靜修持的人。

負面情緒：

心情鬱悶　情緒不穩　浮躁易怒　自我防衛
思想消極　退縮無力　沮喪挫折　睡不安穩

生理：

神經系統・免疫系統・沒有元氣
無體力・無生命力・肌肉無力

九層塔

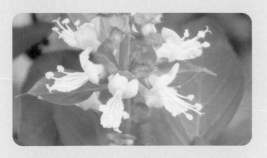

　　晶瑩散布的光能，像似進入無垠的意識空間，由下往上層層開展的能量，穩定身心，包裹於光愛中。

正面特質：

潔白清香九層塔　花白層層如寶塔
能量光波齊開轉　調和陰陽化邪氣

對應行為 & 療癒成效：

　　純陽能量迅速進入中脈，特別是心肺與血液循環系統，快速活化全身的細胞，紓解壓力。使氣脈通暢，平衡陰陽能量，破邪氣。強大的安定力量，撫平心慌、害怕、驚嚇、對未知的恐懼等，賦予人充足的動力與能量，轉化負面想法。能調理下焦虛寒、性功能障礙。對免疫系統、神經系統很好。

　　適合體質虛寒、能量薄弱的人；畏懼陽光的人；有性功能障礙的人；容易驚慌失措、恐懼害怕的人；容易受到負面能量干擾的人。

負面情緒：

易受干擾　易受驚嚇　心慌害怕　負面想法

生理：

內分泌系統・新陳代謝
心肺血管系統・免疫系統

＊孕婦避免使用

櫻花

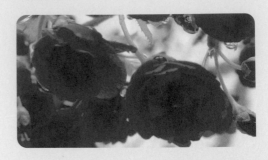

　飛舞旋出的繽紛絲光，流穿行走於脈動中，推展生命的前進力，打開意識的心窗，看見窗外遍灑的陽光。

正面特質：

柔情翩翩山櫻花　旋轉能量放光芒
謙虛保守自反省　穩健重組生命體

對應行為 & 療癒成效：

　能平復突如其來的恐懼與不安，面對現實的悶悶不樂、缺乏鬥志、懶散及沒有耐性。她鎮定、安神，讓人腦部清晰，懂得控制情緒，以清明的心智進行自我覺察，提升心靈修持的能力。強大深遠的能量，指引方向，使人清楚自己的人生目的，不再渾渾噩噩。柔情謙和，堅定的自信，使人得到內在的平衡。為已經意識到自己需要有所改變，卻不知如何實踐的人，打開智慧之門，找到人生的使命。

　適合常有莫名的情緒與壓力的人；欲提升靈性智商的人；想轉化固執的行為模式的人；追求內在安定感的人；想深入探索自我的人；過度執著卻莫名所以的人；歇斯底里的人 。

負面情緒：

悶悶不樂　沒有耐性　深層意識　恐懼害怕
情緒起伏　歇斯底里　固執執著　不願服輸

生理：

神經系統‧內分泌系統‧免疫系統

百合花

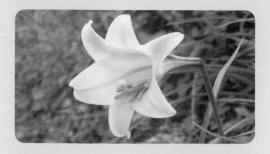

遠光化成鑽石花河，流入身體鋪成鑽石花衣裳，閃爍耀眼淨化心，超脫寬闊的意識海。

正面特質：

純淨細緻野百合　皎潔明亮展光芒
接引希望和陽光　專注沉靜定能量
祥和穩定超自在

對應行為 & 療癒成效：

　　大地的喇叭手。眼光遠大，充滿希望。穩定沉靜的能量，導引光明。能喚醒人內在正向積極的力量，救助絕望有自殺傾向、遭逢巨變而心靈閉鎖、情緒失控而歇斯底里，以及突然遭到劇烈驚嚇而驚魂未甫的人。她打開人的求生意志，使冰冷的心湧出愛來，讓人願意接受現實生活，身心各方面都獲得強穩的支持能量。

　　適合容易掉入負面情緒難以跳脫者；有自殺念頭者；重度憂鬱症者；躁鬱症者；歇斯底里的人；身心能量耗竭的人；病弱的人。

負面情緒：

憂鬱焦慮　自殺念頭　焦躁不安
歇斯底里　自閉逃避　固執自我

生理：

心臟（心脈閉鎖）・胰臟失調・血糖失調
免疫系統・內分泌系統

台灣黃龍膽

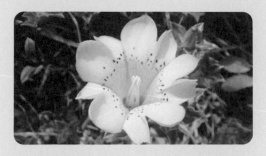

閃爍跳躍的能量律動，打開心靈意識的窗口，往上提升的力量承接光明，往下淨化沉積的身心壓力，讓全身沉浸於安穩綿密的能量中。

正面特質：

明亮貴氣黃寶石　沉穩內斂不浮躁
能量舒暢支持力　轉化干擾自清明

對應行為 & 療癒成效：

　　清新舒暢，給人安定、希望，撫平紛亂的思緒。平衡陰陽能量，使氣場較弱的人沉穩下來，不再心煩氣躁、夜不安眠。也適用於沒有希望、意識模糊、心煩氣躁、精神不濟，或者有自殺念頭者。花精協助人調整能量結構，轉化負面情緒，提升心靈的正量。

　　適合容易受負面能量干擾的人；能量容易耗散而常心神不定的人；容易緊張，而交感神經失調的人。

負面情緒：

無希望感　意識不清　心煩氣躁
莫名焦慮　對人失望

生理：

神經系統・睡眠品質不佳

曇花

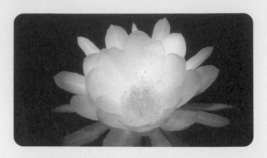

　　黑色神秘之能量，傳遞出飽滿生命的韌性，一圈圈扎實的紅光球，圍護身體場，讓人心生強大之推力。

正面特質：

曇花一獻星光美　晶盈剔透如朝露
純真清晰月光柔　純淨無邪如天使
生命泉源爆發力

對應行為 & 療癒成效：

　　如同月光般溫柔，象徵純淨的生命泉源，給予人生命力及清晰度，撫平人們因生活環境或外在壓力所造成的情緒起伏、身心失調。兼具十足爆發力的能量，點亮過去深層黑暗的煩躁、憂鬱、恐懼與哀傷，使之得到紓解。她幫助人平衡男性的陽剛面與女性的陰柔面。提高睡眠品質。

　　適合失眠的人；有深層的創傷或壓力的人；習慣壓抑情緒的人；因現實壓迫而情緒起伏的人；身心失衡、陰陽失調的人。

負面情緒：

深層焦慮　深藏擔憂　恐懼不安　煩躁壓力
現實壓迫　情緒起伏　身心失衡　陰陽失調

生理：

內分泌系統‧睡眠品質不佳

台灣草紫陽花

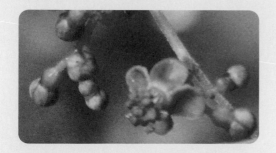

迅捷之力如噴飛出的熱能，快速連結穩定身心，暈染出喜悅自在的存在，讓心靈融於當下的美好。

正面特質：

紫花藥丹草紫陽　聖潔喜悅層次高
能量光開發自性　寧靜安詳回初心

對應行為 & 療癒成效：

草紫陽花的能量層次比較高，讓心靈修持者能提升靈性的境界。有些人過於形而上，導致身心不合一，無法在生活中落實，真正從人的角度出發。此花讓人從清靜中找到自己的情緒，重新尋回純真的快樂與創意，懂得踏實生活。花精開發自性，使人回歸初心，懂得超越外在頻率的影響，也懂得踏實做人，具有開啟內在自我生命力（而非向外追求）的動能。

適合追求靈性成長的人；需要再提升心靈層次的人；欲提升靈性氣質的人；無法踏實做人，生活空虛的人。

負面情緒：

無法落實　生活空虛　不懂享受
缺乏快樂　有時積極　有時怠惰

生理：

新陳代謝·血液循環系統
活化血液組織·改善手腳冰冷

馬藍

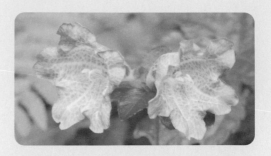

清新初綻的能量，像明珠般閃動的光澤，透過層層環繞的光圈，給人一種當下的謐靜。

正面特質：

藍藍花朵像天空　綠中出現藍白光
跳動能量療心傷　正直勇氣自表達

對應行為 & 療癒成效：

馬藍引領人進入大自然，與之連結，清新、自在、無爭。能量緩緩運行，調整容易受現實環境影響，而敏感、脆弱的個性。適合剛經歷創傷事件，需要平復的人。她可以化解並且修復身體或心理的創傷，以及因創傷所衍生的恐懼、防衛、多慮與偏差行為。使人勇於表達，變得有自信，同時修復腦部的訊息，重整思考的偏差。對於受傷患者產生的頭重或頭昏症狀也很有幫助，可整理腦波訊息，重整意識。

適合容易胸悶、呼吸不順暢的人；頭部受到創傷的人；有深層恐懼的人；深受恨意痛苦束縛的人；無法原諒他人或釋放過去痛苦記憶的人。

負面情緒：

深層恐懼　心傷怨恨　寂寞孤獨
自我放棄　易感失落　自閉逃避

生理：

心臟、血液系統·內分泌系統·腦部

紫鳳仙花

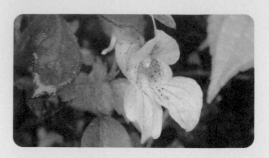

　悠然安逸的氣氛，彷彿氣泡般均勻散播愛，晶鑽的光芒散發無限的希望，堅毅而美麗的氣度，讓思慮安定，魅力展現。

正面特質：

高雅純淨紫鳳仙　碎鑽閃亮如星光
柔和自信有氣度　優美氣質魅力佳

對應行為 & 療癒成效：

　紫鳳仙花帶來開闊感，讓人長養光明的自性。她帶給人自信與魅力，撫平深層莫名的恐懼與焦慮，以及害怕不被認同，畏縮沒有自信，易受外界影響而慌張的情形。舒緩時常煩躁、身心緊繃的人內心的恐懼壓力，提升對他人、對自己的信任感，使人際關係和諧，找到新的平衡方式，讓理性與感性相互共融，發現自己的魅力，也幫助人認清自己的生命目標。如鑽石般美麗、堅毅、有氣度，散發氣質。

　適合需要安全感的人；有深層恐懼與不信任感的人；害怕不被認同的人；多疑妄想而心神不寧的人；　容易緊張嫉妒而畏縮不安的人；常感覺自己是被害者的人。

負面情緒：

心慌緊張　畏縮不安　沒有目標　自我放棄
突然緊張　心生嫉妒　心態失衡　受害想法

生理：

脾胃

刺蓼

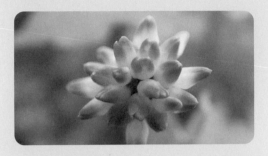

　　輕喚身體靈敏自覺力，靈巧編織身體維護場，隔絕淨化黑暗的意識流，光耀能量護衛，讓心安住。

正面特質：

巧緻溫馨小刺蓼　　安定放鬆除黑暗
沉穩關懷迎光明　　清明意識覺知力

對應行為 & 療癒成效：

　　重整身心能量，使意識覺醒，修復心靈的缺口。花精進入全身細胞，修補破損的能量場，去除內在的黑暗，重見光明，溫暖、安定、放鬆。緩和衝煞之氣，減低負面能量干擾。

　　也適用於面對環境變遷，例如結婚、生子、轉學……而焦慮、擔憂；受到過去某些痛苦的創傷訊息影響，而缺乏安全感、慌亂、脾氣暴躁。對受驚嚇的嬰幼兒也很有幫助。她能洗滌腦部的混濁雜訊，使人清新、清明。

　　適合面對環境變遷而需要適應的人；受到負面訊息干擾而情緒不穩定的人；需要衝破潛意識黑暗難關的人；深受惡夢困擾的人；曾經小產而身心受損的人；身體能量場破損的人 。

負面情緒：

心情慌亂　　逃避退縮　　脾氣暴躁
不滿現狀　　環境變遷　　無安全感

生理：

脾胃・神經系統・生殖輪

薑花

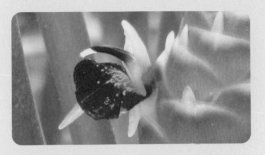

　　白玉凝脂清透的纖光，潤澤活躍腦部能量，黑暗中開啟亮光，引領走出深邃的空間。

正面特質：

神秘薑花隱不現　　花場能量彩虹飛
光芒飽滿陽氣足　　水土相容風火輪

對應行為 & 療癒成效：

　　調整深層的腦波訊息，提升免疫系統的功能，平衡陰陽能量，使人體場結構扎實，快速恢復平衡。能驅寒，使人不再昏沉。能量由深處往外爆炸開來，平衡深層莫名的恐懼、不安、驚嚇、畏縮，以及害怕黑暗的情緒。讓人重見光明。能量均勻散佈到全身，也讓心靈與腦部結合得更好。

　　適合水土不服的人；容易受到干擾或驚嚇的人；有深層憂鬱的人；怕黑或不敢面對深層黑暗的人；身心能量場不穩定的人 。

負面情緒：

沮喪畏縮　　害怕黑暗　　缺乏自信　　易受驚嚇
思緒紛亂　　急躁不安　　深層黑暗　　不敢面對

生理：

心臟・脾胃（胃寒）・腎臟
腦部・免疫系統

高山絲瓜花

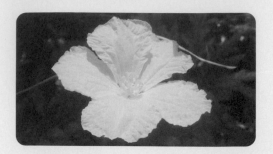

　　迴旋之力帶出開展之光，清透微振的能量，帶給腦部清淨光亮的空間，點燃生命安定的力量。

正面特質：

黃黃斗笠絲瓜花　　花紋波浪有歲月
晶瑩剔透黃水晶　　祥和寧靜回本質

對應行為 & 療癒成效：

　　她可以調整腦波，平衡腦壓，讓人回復祥和寧靜。她引領人們回歸自我或事物的本質，重新找回自己的根，能面對自己，相信自己的直覺，並且找回自信心。適合一些容易因外在環境而迷失方向的人，無法面對自我卻總是武裝自己的人，常自相矛盾的人，以及傾向於扭曲事實以符合己意的人。花精使人穩定、踏實、心情平靜，平復悲傷，回到當下，不再好高騖遠。

　　適合需要踏實面對生活的人；需要快樂自在的人；容易茫然迷失、失去動力的人；需要確定生命方向而真正實踐執行的人。

負面情緒：

逃避現實　無落實感　無方向感　沒未來感
消極怠惰　深層悲傷　焦急不安　恐懼害怕
對自己有無力感

生理：

大腦能量不平衡・內分泌・婦女更年期

紫蘇

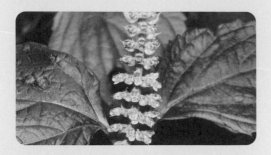

火紅的光波層層向外闊，細鑽般的絲光挑動身體的氣脈，多重交織的光動，細膩沉定的整化身心，讓人精神專注合一。

正面特質：

小心翼翼紫蘇花　整齊排列有規矩
深度內涵好氣質　引導光明力量大

對應行為 & 療癒成效：

紫蘇帶有沉穩的能量，讓人衝破黑暗，重見光明，可以緩和狂躁或抑鬱等極端的心情。她整理深層的情緒，讓人看見內在的光明，藉以化解壓力以及諸多負面情緒，調理憂鬱症、躁鬱症，憂傷、沮喪、對自我絕望等心情狀態。

紫蘇有助於提升精神能量，提高專注力，使心神合一。她協助人整理內在的情結，緩和對外界的過度敏感，不再習於戴上面具去面對他人，或者以敵意看待周遭人、事、物。能量在全身振動，讓人走出陰霾，身心放鬆。

適合有深層憂鬱的人；容易焦慮擔憂的人；過度敏感而身心緊繃的人；有深層的壓力無法釋放的人；焦慮症或憂鬱症患者。

負面情緒：

憂傷沮喪　焦慮躁鬱　沒有耐性　易發脾氣
過度敏感　身心緊繃　深層壓力　絕望逃避

生理：

內分泌系統‧免疫系統

石斛蘭

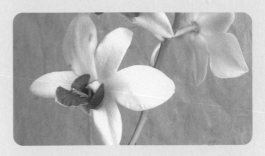

陰陽傳化展現平衡之氣，連接祈福之光，停止心頭的搖擺，落實而心神合一，充滿穩定開闊健康的氣度。

正面特質：

掙脫束縛石斛蘭　紫紅光芒能量足
洗滌身心病苦因　衝勁動力爆發力

對應行為 & 療癒成效：

平衡人們因為擔憂身體狀況，或者身受病苦所產生的沮喪與絕望，花精有一種爆發力與動力，能洗滌負面意識，讓人擺脫負向情緒。使人心胸開闊，超越小我的視野，走出自憐與受害的陰影，燃起生命的動力，進而完成自己的理想。

適合害怕失去健康的人；害怕失去吸引力的人；深受病痛之苦的人；過度擔憂身體狀況的人；能量虛弱的人；左右腦失衡的人；胸口緊縮壓迫的人。

負面情緒：

沮喪悲傷　絕望憂鬱　退縮畏縮　猶豫不決

生理：

慢性疾病‧慮病症

虎頭蘭

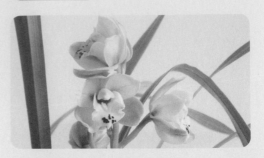

　　清涼細緻的光芒，跳躍前衝的活力，充盈全身的水晶能量，帶出清澈的希望之光。

正面特質：

清明潔淨虎頭蘭　熊熊壯志有自信
清新自在表長壽　舒適能量自安康

對應行為 & 療癒成效：

　　恢復腦波的平衡，讓人看清眼前的事實，掃除雜亂的情緒，使思想清晰，尋回內外在的清明與自在。穩定焦慮、白日夢、雜亂的腦波訊息，及紛亂的思緒。緩和現實環境的束縛感、無力感等負面情緒，平撫多夢、失眠，或過度擔憂病情的沉重心情。飽足的能量可以進入五臟六腑調理，使人清靜自在。紓解現實的壓力，重新燃起生命的希望。

　　適合過度擔憂身體而產生強烈負面情緒的人；容易心慌暴怒的人；長期臥病在床的人；面臨強大身心壓力的人；腦神經衰落、失眠的人；慢性病患；慮病症患者。

負面情緒：

擔憂身體　心慌暴怒　焦慮不安　身心壓力

生理：

腦神經衰弱、多夢、睡眠不佳．五臟六腑
全身經絡．慢性疾病

千代蘭

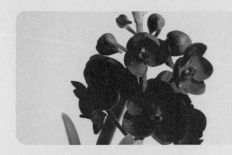

　像煙火般絢爛的光動，夢幻光影有活躍的生命力，耀眼自信而動人。

正面特質：

美豔似水千代蘭　虛幻誘人美嬌娘
穩定自信平幻想　自我展現回本質

對應行為 & 療癒成效：

　調理性功能障礙，平衡生殖輪的能量。她平撫潛意識裡擔憂自己沒有吸引力、感嘆青春不再，或者強烈期待被重視、被注意的心情。

　她幫助人回歸生命的本質，緩和下意識運用魅力吸引異性，總是製造不同的性關係，或者過度耽溺於性逸樂，心神不定，不安於室的索求，調和性冷感的症狀。她平衡對性過與不及的需求，使個性穩定平實。

　適合過度耽溺於性享樂的人；害怕失去魅力的人；曾遭受性創傷的人；性冷感的人（可與艾草並用）；有性問題的人。

負面情緒：

忌妒善變　心神不定　虛榮自私　過度享樂

生理：

性功能障礙‧性冷感

萬代蘭

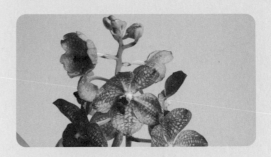

　藍紫迴繞之光，平衡隔絕虛幻的影，將心靈之輪轉動開，承接開闊光明的心識。

正面特質：

開放豔麗萬代蘭　多情夢幻心無實
燦爛明亮傳訊息　轉化導引光明力

對應行為 & 療癒成效：

　燦爛光明的訊息，帶來轉化黑暗的力量，能調和陰陽，平衡過度虛華不實及彰顯自我的心態。安定過度多情與強烈性幻想，不再因為強烈索求，而進行一夜情甚至性犯罪等各種偏差行為，調理對性的過度潔癖。許多人身陷扭曲的性之中，雖然痛苦萬分，卻不可自拔。花精能提升人心靈的能量，以擺脫負向的情緒與行為模式，導引其重新展現靈性的光明。

　適合過度多情而深受困擾的人；沉溺於性幻想的人；身陷情慾而無法自拔的人；性觀念扭曲，而過度潔癖的人。

負面情緒：

嫉妒猜忌　胡思亂想　暴躁易怒
心神不定　自私善變　扭曲潔癖

生理：

內分泌系統‧免疫系統

薰衣草

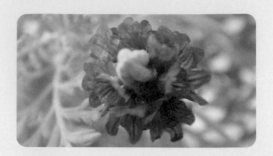

　　寶藍的鑽石光，讓人進入虛實間，傳喚母性綿綿溫緻的能量，直照靈魂安定之力，讓身心和諧律動。

正面特質：

藍紫環繞白金光　　金鑽閃亮顯自信
平衡陰陽身心靈　　淨化洗滌潛意識
關懷靈性開智慧　　明亮祥和心覺醒

對應行為 & 療癒成效：

　　夢幻、清明的紫色，進入心靈深處，療癒潛意識的訊息。協助過於注重靈性而忽略現實人生的人，回歸身而為人的本分，忠實扮演好自己的角色，不再好高騖遠、眼高手低。柔和舒適的能量，撫平從小不被重視與疼惜，而產生的自卑、自憐與沒有自信，帶來愛、希望、動力，撫平潛意識雜亂的訊息。讓人瞭解靈性的層面，開啟內在的智慧，覺醒，身心靈連結。有助於安眠，緩和神經系統的緊張。

　　適合過度形而上而忽略現實生活的人；有深層憂傷的人；自視清高，常輕視他人者；身心連結薄弱的人。

負面情緒：

深層憂傷　　沮喪脆弱　　擔憂畏縮　　沒有動力
虛幻世界　　身心疲憊　　恍惚失神　　身心脫節

生理：

內分泌系統・免疫系統

自選花精 vs. 花精諮詢　你適合哪一種？

自選花精

【適用對象】

面臨情緒與壓力的人

想要恢復健康與活力的人

希望提升自信的人

【花精群組】

心靈健康系列花精 86 種

【對應的情緒】

因為工作、家庭、課業、人際關係等，所衍生的情緒與壓力。

【選擇方式】

建議運用附錄一「花語檢測表」，瞭解自己的情緒現況後，選定您認為最適合的花精。或者您也可以依照直覺，欣賞花卡圖片，從中找到最喜歡的花。

> 註：第一次使用花精，建議您先接受花精諮詢，深入瞭解自己，也認識花精，有助於療癒過程。

花精諮詢

【適用對象】

想療癒情感創傷的人

欲深入心靈世界探索的人

期待靈性層次能夠再提升的人

【花精群組】

全系列花精共 108 種

【對應的情緒】

潛意識的複雜情結

深層的情感創傷

心靈層次的開發

【選擇方式】

需經過花精諮詢，由花精治療師專業判斷與輔導。

花精諮詢可避免自我覺察的盲點。花精治療師適切的提攜與輔導，再加上花精在精神上的激勵與引領，讓我們以無比清明的意識，勇氣與力量，超越自我生命的侷限。

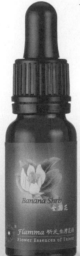

體驗花精的愛，現在就開始行動！你可以—

1. 透過網路選擇花精，或線上諮詢
2. 以電話訂購花精，或親臨台灣花精門市
3. 電話預約花精諮詢時間
4. 上網洽詢花精及花療師相關課程
5. 上網站查詢其他花精陳列地點

網址：fe-tw.com　　E-mail：fe@fe-tw.com

總部：104 台北市中山北路一段 145 號 8 樓，02-2581-5366

門市：104 台北市中山北路二段 16 巷 20 號，02-2523-8833

上海：閔行區先鋒街 525 號 A 座 316，021-3470-0598

花卡讀心術 IPHONE，IPAD 線上 app 免費下載。

認識花精系統

◎目前台灣花精體系，可大略區分如下：

一、單方心靈健康系列 86 種花精。
為本書重心，可透過花卡與花語檢測表自行選擇使用。

二、單方深層療癒系列將近 20 種。
因使用時影響的心理與心靈層面比較深層，須由花精治療師根據諮詢個案的需求而配給，確保
個案使用過程有好的輔導與支持。

三、複方急救花精系列。
結合多種大自然元素，以和諧的能量，自然淨化與修復失衡狀況，讓人寬心、放鬆、沐浴在光
中。針對睡眠問題、緊張壓力及各種身心緊急狀況調配，為居家常備配方，可隨身攜帶使用。

四、寵物花精系列。
動物的情緒遠比人單純得多，針對寵物常見的情緒問題調配了安心、健
康、快樂、沉穩等，是專屬於寵物的急救花精。

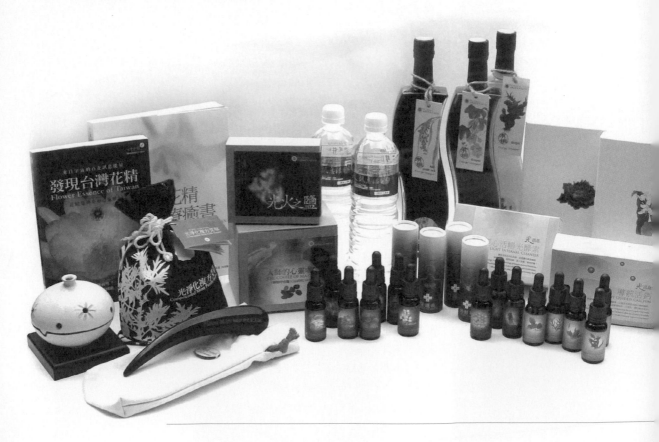

五、花精與個人清潔保養用品結合。

活用花精的不同能量特質，結合天然、頂級保養品材質，讓美容保養也具有心靈淨化的效果。例如花精心靈面膜、花精洗顏霜、淨化滋潤化妝水、日霜、晚霜、隔離霜等，成為一系列具有訊息健康概念的「心靈保養」用品，以花精波頻共振，透入膚層，振動眉心輪及其他脈輪中樞，讓肌膚得到能量的淨化活化，同時心靈亦得到滋養。

六、花精、藥草等訊息能量與食品結合。

有感於身心靈的昇華必須是全身每一個細胞在營養、能量、訊息層面都達於完整均衡狀態，而普世的憂鬱病症起因於土地環境破壞，食物基因混亂，長期食用訊息扭曲、營養缺失的食物，讓早已遠離自然的人們更加憂鬱躁鬱，細胞顫抖不安。

我們善用花精訊息技術於提升食物品質，找尋台灣各地的有機、天然食材，重新連結食物與天地相連的能量，使食品除了營養之外，亦擁有和諧的光與振動，進入人體，細胞得到均衡的營養、充沛的能量，以及與大自然共振的訊息，身心均得到滿足，心靈有光的導引。

◎根據人體必須營養而研發的心靈訊息食品，包含：

天然酵素光醋──提供人體必須酵素。

光火訊息鹽──淨化食物訊息，補充微量元素。

花精導航活鈣──以訊息導引鈣營養素進入骨骼。

能量配比咖啡──不心悸、不失眠之餘還能喚醒內在的心靈力量。

花精健康油──代謝體內積累的劣質油。

此外，還有訊息共振的飲用純水、淨化下三脈輪能量的淨腸酵素等。

日常生活中吃的和用的，日積月累的影響身心靈健康，花精與食品用品的結合，是我們努力把心靈訊息帶入日常生活的用心之一，也是致力於奠定身心靈健康為宗旨的根基。且讓我們由物質為主流的世紀，一同跨入光與振動的新心靈世紀。